お医者さんが薦める

免疫力をあげるレシピ

2

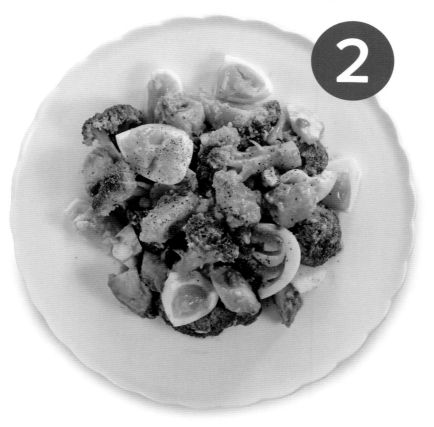

三空出版

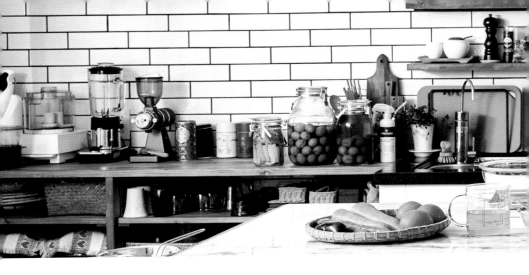

はじめに

　新型コロナウイルス感染症（COVID-19）の蔓延により、「免疫力」という言葉は、知らない人がいないのではないかと思うほど耳にするようになりました。しかし、医学用語としてはこの言葉は存在しません。

　「免疫」とは様々な防衛機構の集まりであり、体の統合システムを指す言葉ですから、握力のように測定できる力ではないのです。とはいえ、「免疫力」という言葉はイメージがわきやすく、これだけ広まっているのであれば「免疫システムが整っている＝免疫力が高い」と定義したほうが伝わりやすいのではないかと考え、私の監修したものでは「免疫力」という言葉をあえて使っています。

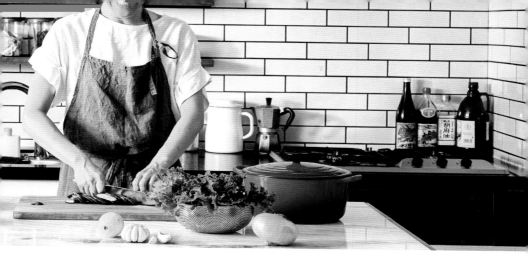

　免疫力は日常生活と深く関わります。適度な運動、質の良い睡眠、そして何よりも日々の食事で体の隅々まで栄養を運ぶことがとても重要です。ではどんな食事が望ましいのでしょうか。

　私は2020年10月に、免疫の基本情報と有用なレシピをまとめた『免疫力をあげるレシピ』という本を出版し、多くの人に使っていただきました。この本はその続編として、免疫についての簡単なおさらいに加え、栄養と免疫の結びつきをわかりやすく紹介しています。日々の食事で実践的に使っていただくため、おすすめのレシピもカテゴリー別に掲載しました。

　今回もたくさんの人に活用していただければ、こんなにうれしいことはありません。

医学博士・循環器専門医

大塚 亮

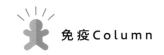

免疫細胞は
こんな働きをしています

「免疫」とはウイルスや細菌などの「病原体」から体を守る仕組みのことです。私たちの体は37兆個を超える細胞の集合体で、それぞれの役割によって約270種に分類されています。

免疫細胞はその分類のひとつで、「体に悪いものは入れない」「体内に存在する病原体や腫瘍は攻撃して体の外に出す」など、毎日新しい細胞に入れ替わりながら24時間365日、私たちの命を守っているのです。

たとえば、インフルエンザや感染症にかかると高熱が出たり、咳が出たりしますよね。それは体温を上げて高熱に弱いウイルスを攻撃し、咳で体の外に排出しようとする働き。つまり免疫細胞が病原体と戦っているサインと言えるでしょう。

免疫細胞は「自然免疫」と「獲得免疫」の2つに分類され、互いに連携して働いています。自然免疫系はもともと体に備わった免疫で、異物に対してすみやかに攻撃するとともに、異物に関する情報を獲得免疫に伝えます。どんな病原体でも飲み込んでやっつける「好中球」や「マクロファージ」、ウイルスやがん細胞を処理するNK細胞（ナチュラルキラー細胞）などが自然免疫の代表選手です。

獲得免疫系は一度感染した病原体に対して、よりテーラーメイドな対応をする複雑なシステムです。自然免疫でやっつけられなかった病原体に対して、届いた情報をもとに「キラーT細胞」や「抗体」などが強力な攻撃をしかけます。

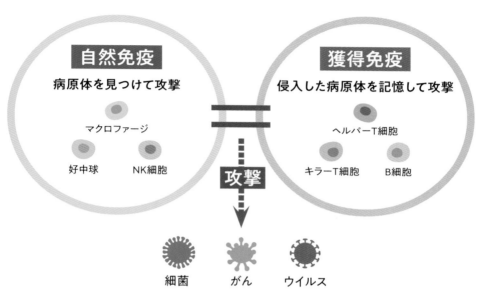

図　連携して戦う「自然免疫」と「獲得免疫」

毎日の食事で栄養をとり、免疫機能を正常に保つ

　自然免疫と獲得免疫をしっかり機能させるためには、免疫システムを構築する栄養素を十分に摂取することが重要です。

　けれども現代の日本人は、それらの栄養素が欠乏している人がとても多く、特に鉄、亜鉛、ビタミンDの不足は深刻な問題になっています。毎日の食事をおろそかにせず、栄養にも目を向けて、免疫の働きを強くしていきましょう。

　レシピのページでは、食材と栄養の関わりを紹介していますので、ぜひ参考にしてください。

免疫力アップ行動　少なくとも一日に30分は日光に当たってビタミンDを生成。

免疫の「防御システム」と「攻撃システム」

　免疫の仕組みは、体に病原体を侵入させまいとする「防御システム」と、そこを突破して侵入した病原体や、体内で発生した腫瘍などと戦う「攻撃システム」の2段構えになっています。

防御システム　粘膜免疫が異物の侵入を防ぐ

　私たちのまわりに存在するウイルスや細菌などを最初にブロックするのは、目や鼻の粘膜と、口・食道・胃・小腸・大腸・肛門をつなぐ消化管の粘膜です。特に消化管粘膜はとても重要な働きをしています。

　消化管は体内にありますが、管の内部（空洞部分）は外気とつながる「体外」です（イラスト参照）。

　消化管粘膜では粘膜細胞や免疫細胞が、口から入ったものを「安全なもの」と「ウイルスや細菌などの病原体」とに識別して、体に必要なものは体内に吸収し、不要なものは排泄するよう促しています。

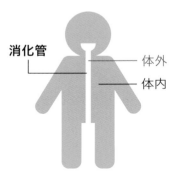

消化管 ── 体外
　　　　── 体内

　免疫力アップ行動　入浴時、40℃程度のお湯に10分ほど浸かると免疫機能が増強する。

攻撃システム　全身免疫が体内の異物と戦う

　免疫細胞の働きが低下して防御力が弱まると、病原体は粘膜を突破して体内に侵入してきます。そうなると全身免疫が攻撃にかかります。

　また、体外からの侵入物だけでなく、体内で発生したがん細胞などにも全身免疫が対応します。実は健康な人でも、毎日数千個ものがん細胞が発生していますが、それを免疫細胞がせっせと退治しているのです。

　ではなぜ「がん」という病気があるのか。細胞は絶えず分裂して新しい遺伝子をコピーしていますが、そのコピーミスなどによって遺伝子に傷がつくことがあります。免疫力が弱まると、傷ついた細胞の修復やがん細胞への攻撃力も弱まり、がん細胞が分裂・増殖を繰り返して「がん」という病気として顕在化するのです。

未知のウイルスに対する免疫の働き

　未だ猛威をふるっている新型コロナウイルスのように、感染力の強い新しい病原体の場合は、容易に体内に侵入します。すると自然免疫がその病原体を食べて排除したり、情報を獲得免疫に送ったりします。その情報をもとに獲得免疫は抗体をつくって病原体の攻撃にかかります。抗体とは言うなれば「異物と戦う武器」のようなもので、ワクチンはその仕組みを利用してつくられています。

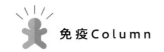

免疫力が低下する理由

　私たちは免疫細胞の働きのおかげで命を保っていますが、その働きも加齢とともに低下します。一般的には思春期にピークを迎え、20歳を超えると少しずつ低下し、40歳を超えるとピーク時の半分程度、70歳を超えると10分の１程度まで低下する人もいます。

　つまり若い頃と同じ生活を続けていると、年をとるごとに病気にかかりやすくなり、病気になるとさらに免疫力が落ちて治りにくくなるという悪循環にはまります。

　多くの人が年をとると体に痛みや不調が出やすくなり、マッサージや温泉に行くなどしてケアしますよね。それと同じように、免疫細胞もケアしていくことがとても大切なのです。そうすることで、痛みや体の不調をなくしていくことにもつながります。

　ではどのようにすれば、免疫細胞が元気に働いてくれるのでしょうか?　方法はたくさんありますが、大きくは下記のような免疫力を下げる習慣をなくしていくこと、それと同時に毎日の食事を通して免疫細胞にしっかりと栄養を与えることがとても重要になります。

✗ 免疫力を下げる習慣

■ 食事の偏り　■ 食べすぎ　■ 深酒　■ 喫煙　■ 体の冷え
■ 運動不足　■ 激しすぎる運動（適度な運動が大事！）
■ 睡眠不足　■昼夜逆転　■ 強いストレス

免疫力アップ行動　ストレッチやラジオ体操で体のこりをほぐそう。

体のSOSを見逃さず、🚑 食事でケアする

　免疫力が低下すると、体にも様々なサインが現れます。たとえば、「風邪をひきやすくなった」というのもそのひとつです。

　風邪をひくと「ビタミンCがいい」と、レモンやキウイなどを積極的に食べる人が多いと思いますが、最も身近で効果的な免疫細胞のケアとは、このように「免疫システムを構築する栄養素を摂取する」ということです。

　下記にあるように、疲れやすい、よく眠れないといった症状が続く場合、免疫力が低下しているかもしれません。免疫力は常に一定ではなく、その日その時で上がったり下がったりします。体のSOSに気づいたら放置せずにしっかりケアしていきましょう。

　体の防御システムの最前線である「粘膜」、免疫細胞の約70%が集結する「腸の環境」、そして体を焦げつかせる「糖化」。これらは免疫力を良い状態に保つための重要なキーワードです。

　次ページからはこの3点に沿って、自分の免疫の状態をチェックし、貢献する食材（栄養素）を確認しましょう。

✗ よく見られる免疫力低下のサイン

■ 風邪をひきやすい　　■ 疲れやすい　　■ 痩せにくい

■ 肌荒れしやすい　　　■ 頭痛が増えた　■ よく眠れない

■ 朝スッキリ起きられない　■ 運動する気になれない

免疫力アップ行動　姿勢をよくして血液やリンパ液をスムーズに流そう。

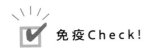

あなたの粘膜バリア、正常に働いていますか?

　粘膜はウイルスや細菌などの病原体と真っ先に戦う最前線エリア。とても重要な場所である粘膜が強くなければ、病原体はバリアを突破し、血液やリンパ液を介して体内に入り込んでしまいます。

　粘膜を強くして、いい粘液を分泌させ、バリアを頑丈にすること。このことが病気を遠ざける第一歩となるのです。

　さて、あなたの粘膜バリアは、ちゃんと機能しているでしょうか?　自分の「今の状態」を知ることは、健康づくりにとても役立ちます。

　まずは、以下のリストでセルフチェックをしてみましょう。

　当てはまる項目のある人は、粘膜が弱っているかもしれません。右ページで紹介する栄養素と食材に目を向けて、毎日の食事を通して粘膜強化に取り組みましょう。

✔ 粘膜免疫の状態をチェック!

☐ ドライアイである　　　　　☐ 鼻炎や花粉症がある

☐ 口内炎がある　　　　　　　☐ 気管支炎やぜんそくがある

☐ 胃炎や胃潰瘍（いかいよう）がある　☐ 便秘や下痢の症状がある

☐ 膀胱炎（ぼうこうえん）になりやすい　☐ 乾燥肌である

☐ 湿疹ができやすい　　　　　☐ 髪が細い・薄毛

　免疫力アップ行動　疲れたら、頭と体を休める。頑張りすぎない。

粘膜強化に働く栄養素と食材

　粘膜で主に活躍するのは「IgA抗体（免疫グロブリン）」という病原体を無力化する免疫物質で、鼻汁、唾液、腸の粘膜に多く存在しています。この物質は食事で強化することができます。

【グルタミン】
たんぱく質を構成するアミノ酸のひとつ。免疫に重要な役割を持つリンパ球や腸粘膜細胞の主なエネルギー源となる。
●マグロ、牛乳、卵、チーズ、大豆　など

【ビタミンA】
粘膜細胞の構造と機能を維持する栄養素。不足すると、風邪や感染症、胃腸炎や膀胱炎などにかかりやすくなる。
●ウナギ、レバー、卵、バター、チーズ、緑黄色野菜　など

【ビタミンD】
小腸粘膜細胞の成長を促す。不足すると粘膜ひだが減少し、栄養の吸収力が下がり、栄養素と病原体とをこし分けるフィルター機能も低下する。●サーモン、メカジキ、赤身肉、きのこ、きくらげ　など

【亜鉛】
免疫細胞の正常な分化と機能に必要な成分。不足するとリンパ球が減少。NK細胞やマクロファージの病原体への攻撃力が低下する。
●牡蠣、ホタテ、ウナギ、レバー、赤身肉、米　など

【セレン】
体内で発生する活性酸素を分解・減少させる抗酸化酵素。不足すると感染症の進行を悪化させ、がん発症のリスクを上昇させる。
●カツオ、カニ、イワシ、納豆、ごま、カシューナッツ　など

※このほか、鉄やビタミンCなども粘膜の形成に必要なコラーゲンの材料となります。

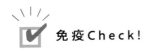

 # あなたの腸内環境、良い状態ですか？

　免疫細胞は血液やリンパ液の流れにのって全身をパトロールしていますが、全免疫細胞のうちの約70%は腸に存在しています。

　消化管の内側は「体外」（P6参照）ですから、皮膚と同じように病原体にさらされています。さらに、腸粘膜は「腸絨毛」という細かいひだ状になっており、食べたものを分解し、体に必要なものと不要なものとをフィルターでこし分けて、栄養など必要なものだけを吸収しています。このように体の維持にとって重要なエリアであるため、病原体を侵入させないように免疫細胞が腸に集結しているのです。免疫細胞の働きが低下すると、このフィルター機能も低下し、病原体の侵入を許してしまいます。

　免疫細胞の働きを活性化させるためには、腸内環境を良い状態に保つことが重要になります。以下の項目で自分の腸内環境の状態をチェックしてみましょう。

✔ 腸内環境の状態をチェック！

□ 下痢や便秘を繰り返す　　□ おなかが張りやすい

□ おならが臭い　　　　　　□ ゲップがよく出る

□ 肌が荒れている　　　　　□ 食事の時間が不規則

□ 外食が多い　　　　　　　□ 野菜不足が続いている

□ 運動不足　　　　　　　　□ ストレスが多い

　免疫力アップ行動　リラックスタイムを設けて、ストレスをためない。

腸内環境を整える栄養素と食材

　腸には1000種100兆個以上の細菌が生息し、菌種ごとに隙間なく集まっています。その様子がお花畑(flora)のように見えることから、「腸内フローラ」と呼ばれています。実はこの腸内フローラが、消化できない食べものを栄養物質につくり変える、免疫細胞を活性化させて腸のバリア機能を向上させるなど、体に良い働きをしています。

　腸内細菌は、おなかの調子を整える「善玉菌」と、腸内で有害物質をつくり出す「悪玉菌」、善玉・悪玉の優勢なほうに同調する「日和見菌」の3種に分けられ、「善2：悪1：日和見7」の割合が理想的といわれています。このバランスが崩れると、便秘や下痢をはじめ、がんや肥満などを招きやすくなるので、以下を参考に腸内環境を整えるものを積極的に食べましょう。

【水溶性食物繊維】
ビフィズス菌や乳酸菌、酪酸菌などの善玉菌は食物繊維を分解・発酵して、腸を良い状態に保つ短鎖脂肪酸*をつくる。
*酪酸、プロピオン酸、酢酸などの有機物
●山いも、菊いも、オクラ、キャベツ、大根、海藻類　など

【発酵食品】
発酵食品には善玉菌が存在し、食べることで腸内に善玉菌を増やす。日本人にはみそや納豆など日本古来のものが体質に合う。
●みそ、塩こうじ、納豆、キムチ、チーズ、ヨーグルト　など

【ビタミンA】
腸内の免疫細胞がつくるIgA抗体(免疫グロブリン)は、侵入してきた病原体の効力をなくす免疫物質。ビタミンAはこの物質の生産に必要。
●うなぎ、レバー、卵、バター、チーズ、緑黄色野菜　など

あなたの体、糖化していませんか？

　飲食したものに含まれる糖分が体の中で余ると、たんぱく質と結びついて、細胞などを劣化させる現象「糖化ストレス」が起こります。体内が糖化するとAGEs（蛋白糖化最終生成物）という老化物質をつくり出し、肌のくすみ、シミ、シワなど見た目の老化だけでなく、免疫機能も低下します。

　また、糖尿病や動脈硬化、認知症など深刻な病気を招きかねません。このような生活習慣病があると、さらに免疫力は低下し、感染症のリスクも上がります。

　糖化の原因は、飲食したものに含まれる糖質過多。甘いものやごはん、麺などの炭水化物ばかり食べている人は要注意です。また、様々な食品・飲料水に含まれている異性化糖（ブドウ糖果糖液糖など）は、特に糖化を起こしやすいので避けるべきです。

　以下のリストに当てはまる項目の多い人は、右ページを参考に食生活を見直しましょう。

✔ 体内糖化の兆候をチェック！

☐ ごはんやパン、麺が好き　　☐ 甘いものが好きで間食する
☐ 野菜はあまり食べない　　　☐ 食べすぎ・飲みすぎの傾向
☐ 食べると眠くなる　　　　　☐ 夜、眠りが浅い
☐ シミ・シワ・たるみがある　☐ 目がかすむ
☐ 皮膚が乾燥してかゆい　　　☐ 気分が安定しない

　免疫力アップ行動　だらだら食べるのではなく、空腹の時間を大切にする。

AGEsの生成や蓄積を防ぐ10のポイント

　体の糖化を防ぐためには、食物繊維を豊富に含む野菜類や、糖化制御作用のあるにんにく、しょうがなどがおすすめです。また食材に含まれる糖質量を意識し、多いものは食べる量を減らすなど調整しましょう。

　糖質制限をすると痩せやすくなりますが、「主食は食べない」など食事から糖質を徹底的に排除するのはよくありません。摂取量が少なすぎると栄養バランスが崩れて、病気になるリスクを高めてしまいます。以下のポイントを頭に入れて、食べ方を工夫しましょう。

══ POINT! ══

1　1回の食事でしっかり野菜をとる

2　野菜から先に食べる「ベジファースト」に

3　よく噛んでゆっくり食べる

4　腹八分を心がける

5　ごはんやパン、麺、甘いお菓子は少なめに

6　揚げものはなるべく控える

7　異性化糖を使った食品・飲料水に要注意！

8　空腹の時間を7〜8時間つくる

9　低GI値*の食材を選ぶ
　　→野菜・きのこ類、海藻類、大豆食品、乳製品など

10　糖質をとりすぎたら、次の食事で控える

*食品に含まれる糖質の吸収度合いを示す値。主にGI値55以下を指す

Contents

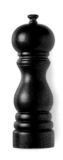

実践! 免疫力をあげるレシピ
Cooking recipes

サラダ

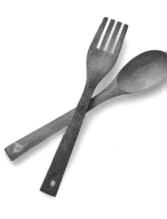

副菜

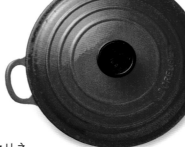

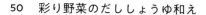
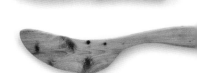

主役のおかず

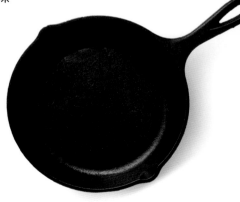

ごはん・麺

免疫力を底あげする
野菜スープ＆アレンジレシピ

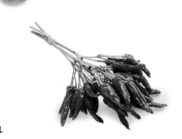

レシピについて ─────────────

※計量の単位は、小さじ1＝5㎖、大さじ1＝15㎖、1カップ＝200㎖。

※野菜の下ごしらえについて、特に明記していない限り「洗う」「皮をむく」
　「種やヘタを取る」などの工程は省略しています。

※ガスコンロ、IHヒーターなど、コンロによって火力が違うため、表記の
　加熱時間を目安に火加減を適量調節してください。

※電子レンジは「600Wを使用した場合」で表記しています。機種によって異
　なりますので、加熱時間は適量調節してください。

アイコンについて ─────────────

本書では、免疫力を良い状態に保つ3つのキーワードでレシピを分類して
います。レシピページ上部にあるアイコンを参考にしてください。

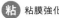 粘膜強化　 腸内環境改善　 低糖質または血糖値の上昇が緩やか

Cooking recipes

実践！
免疫力をあげる
レシピ

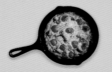

ブロッコリーと卵のカレー風味サラダ

【材料】（2人分）

ブロッコリー……………………1/2株（130g）
ゆで卵（半熟）……………………2個
アボカド（小）……………………1個

A
- EVオリーブオイル………大さじ1~2
- レモン汁……………………小さじ2
- にんにく（すりおろし）…小さじ1/2
- カレー粉……………………小さじ1/2
- 塩……………………………小さじ1/4
- 粗挽き黒こしょう………適量

【作り方】

❶ブロッコリーを小房に切り分け、塩（分量外）を入れてかためにゆで、ザルにあげてしっかりと水気をきる。

❷アボカドは2cm角に、ゆで卵は6等分に切る。

❸ボウルにAを入れてよく混ぜ合わせ①と②を加え、全体をさっくりと混ぜて味をなじませる。

ブロッコリーはがん予防が期待できる抗酸化力の高い野菜。体内でビタミンAに変わるβ-カロテンのほかビタミンCも豊富です。粘膜細胞やリンパ球の活性化に役立つ卵や、ビタミンEが豊富なアボカドと合わせて彩り豊かな一皿に。カレー風味が食欲をそそります。

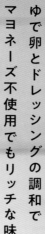

ゆで卵とドレッシングの調和で
マヨネーズ不使用でもリッチな味わい

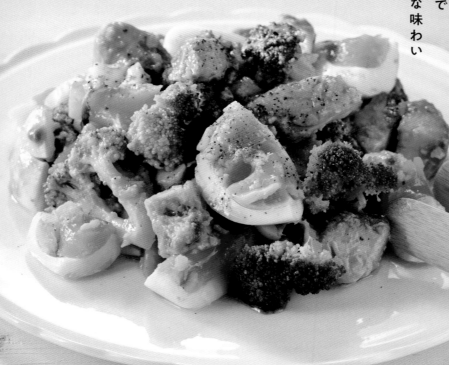

「緑黄色野菜の王様」と呼ばれるブロッコリーは、
茎にも有用成分がたくさん含まれています。外側
のかたい部分を落として、料理に使いましょう。

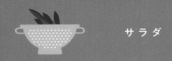 サラダ

パセリと押麦のサラダ

【材料】（2人分）

押麦……………………………60g
パセリの葉……………………60g
きゅうり………………………1本
トマト…………………………1個
紫玉ねぎ………………………1/4個
※玉ねぎでもOK
にんにく………………………1片

A
EVオリーブオイル………大さじ3
レモン汁………………………1/2個分
塩………………………………適量
こしょう………………………適量

【作り方】

❶鍋にたっぷりの水と押麦を入れて強火にかける。沸騰したら中火にし、10分ほどゆでてザルにあげて冷ます。

❷パセリの葉、紫玉ねぎ、にんにくはみじん切りにする。きゅうり、トマトは1cm角に切る。

❸ ①と②をボウルに入れ、Aを加えてよく混ぜ合わせる。

 体 memo

「パセリは飾り」と思っている人が多いのですが、実は免疫力向上やがん予防に大きく貢献する野菜です。パセリの香り成分には、抗菌・殺菌作用もあります。食物繊維やミネラルを豊富に含む押麦と一緒に、主役の食材としてサラダに仕立てました。

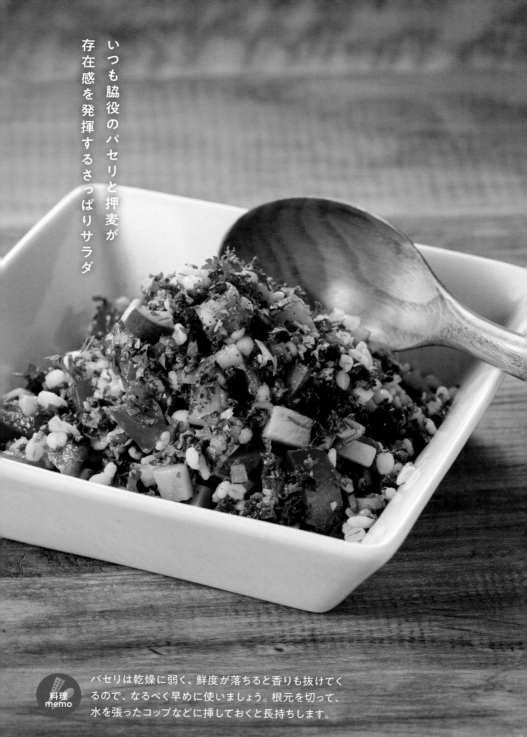

いつも脇役のパセリと押麦が
存在感を発揮するさっぱりサラダ

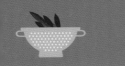 サラダ

にんじんのエスニックサラダ

【材料】（2人分）

にんじん……………………… 1本（170g）
ピーナッツ ……………………… 20g
スペアミントの葉…………… 適宜

A
┌ EXオリーブオイル……… 小さじ2
│ ナンプラー ………………… 小さじ2
│ レモン汁………………… 小さじ2
│ ※酢でもOK
│ てんさい糖 ………………… 小さじ1
│ 赤唐辛子（輪切り）……1本分
└ にんにく（みじん切り）… 1/2片分

【作り方】

❶ にんじんは千切りにする。ピーナッツはポリ袋に入れて、包丁の背などで軽くたたいて砕く。

❷ にんじんとAをよく混ぜ合わせ、ピーナッツとお好みでスペアミントの葉を加えてさっくりと混ぜる。

体
memo

皮膚や粘膜を強化するにんじんと、オレイン酸・リノール酸など良い脂質を含むピーナッツを合わせた、体の防御力をあげるサラダです。スペアミントを入れるとよりアジア風になって、ハムなどと一緒にバゲットに挟むとおいしいバインミー（ベトナム風サンドイッチ）にアレンジできます。

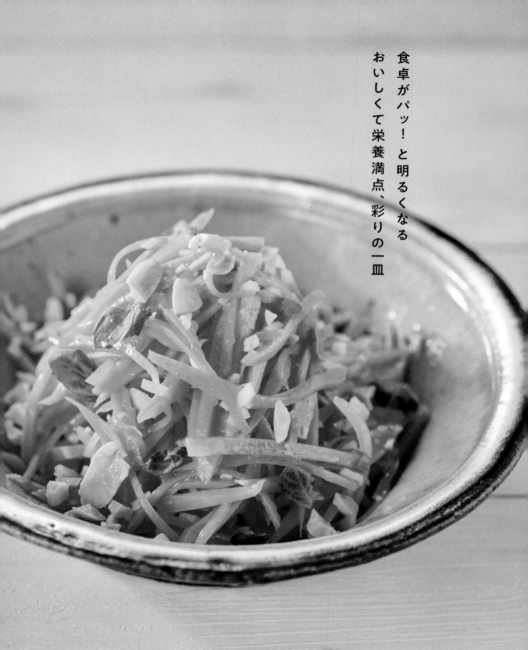

食卓がパッ！と明るくなる
おいしくて栄養満点、彩りの一皿

料理
memo

冷蔵庫で半日ほどおくと、味がなじんでさらに
おいしくなります。冷蔵庫で2〜3日保存できる
ので、2回分ほど一緒に作ってもOKです。

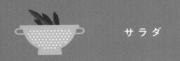

サバのみりん干しと春菊のサラダ

【材料】（2人分）

サバのみりん干し……………1枚
春菊……………………………1束
紫玉ねぎ……………………1/4個
※玉ねぎでもOK
レモン汁…………………大さじ1弱
※酢でもOK
塩………………………………少々
ごま油……………………大さじ1
白いりごま…………………適量

【作り方】

❶春菊の葉は手で摘み、茎は長さ2cmほどに切る。紫玉ねぎは薄切りにし、春菊と合わせて冷たい水につけてパリッとさせる。

❷魚焼きグリルでサバの皮に焦げ目がつくまで焼く。

❸サバの身をほぐして、しっかりと水気をきった①と合わせ、レモン汁と塩で味を調える。

❹フライパンでごま油を熱し、器に盛った③に回しかけて白いりごまをふる。余ったレモンがあれば、薄いいちょう切りにして飾る。

鍋料理のイメージが強い春菊ですが、実は生でもおいしくいただけます。免疫効果の高い緑黄色野菜で、コラーゲンの合成に欠かせないビタミンCも含まれています。サバのみりん干しも免疫細胞を維持するために必要なビタミンDが豊富。豪快にたっぷり食べてください。

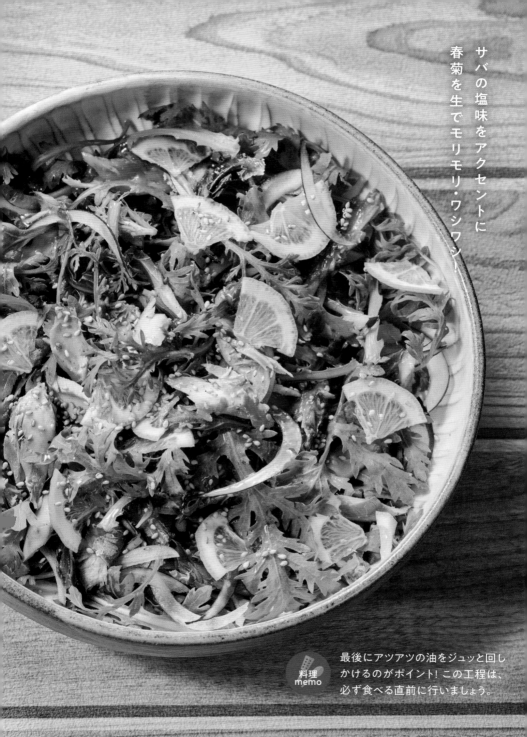

サバの塩味をアクセントに
春菊を生でモリモリ・ワシワシ〜

料理
memo

最後にアツアツの油をジュッと回し
かけるのがポイント！この工程は、
必ず食べる直前に行いましょう。

27

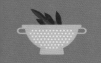

かぼちゃとひじきのサラダ

【材料】（4人分）

かぼちゃ………………………… 200g

れんこん………………………… 100g

芽ひじき（乾燥）………………… 10g

アーモンド ……………………… 10粒

白ワイン ………………………… 大さじ2

塩………………………………… 小さじ1/4

粗挽き黒こしょう………………… 少々

オリーブオイル ………………… 大さじ2

A ┌ ヨーグルト（無糖）……… 大さじ2
　└ レモン汁………………… 大さじ1
　　※酢でもOK

【作り方】

❶ひじきは水で戻しておく。かぼちゃは厚さ5mmの食べやすい大きさに切り、ラップをかけて電子レンジで2〜3分加熱する。れんこんは3mmの薄切りに、アーモンドはざっくり刻む。

❷フライパンにオリーブオイル半量を入れて中火にかけ、れんこんを炒めて焼き色がついたら取り出す。

❸同じフライパンに残りのオリーブオイルとひじきを入れて炒め、白ワインと塩を加え、水分がある程度飛んだら②と合わせる。

❹かぼちゃとAを加えてざっくり混ぜ、器に盛ってアーモンドと粗挽き黒こしょうをふる。

体
memo

ひじきに含まれる鉄分は免疫細胞の増殖に欠かせないミネラルで、現代の日本人に不足しやすい栄養素のひとつです。このサラダは、ひじきと腸内環境を整えるヨーグルト、免疫力向上に貢献する野菜とナッツの組み合わせ。腹持ちのいい、おすすめの一皿です。

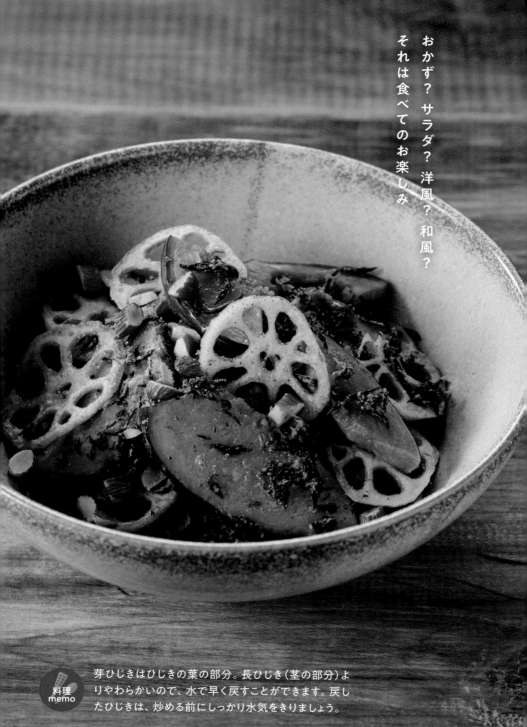

おかず？ サラダ？ 洋風？ 和風？
それは食べてのお楽しみ

芽ひじきはひじきの葉の部分。長ひじき（茎の部分）よりやわらかいので、水で早く戻すことができます。戻したひじきは、炒める前にしっかり水気をきりましょう。

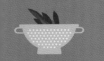 サラダ

 粘 腸 糖

切り干し大根とツナのサラダ

【材料】（2人分）

切り干し大根……………………30g
きゅうり……………………………1本
ツナ缶（オイル漬け）…………1缶（70g）
塩昆布……………………………8g
白いりごま …………………………適宜

A
┌ 鶏がらスープの素（顆粒）
│ …………………………小さじ1
│ ごま油 …………………大さじ1
│ ※オリーブオイルでもOK
│ レモン汁………………小さじ1
│ ※酢でもOK
└ 粗挽き黒こしょう………少々

【作り方】

❶切り干し大根は、ザルに入れて流水でよくもみ洗いして絞る。きゅうりは千切りにする。

❷ボウルにAの材料を合わせ、①と塩昆布、ツナを缶汁ごと入れてよく混ぜ合わせる。

❸器に盛り、お好みで白いりごまをふる。

 体
memo

切り干し大根は食物繊維とカルシウムの宝庫。保存のきく日本の伝統的な食材ですが、意外にもツナとも好相性です。ツナはたんぱく質やDHA*が手軽にとれるのが良いところ。どちらも買い置きしておくと「もう一品欲しい」というときにササッと作ることができます。

* DHA（ドコサヘキサエン酸）：青魚に含まれる不飽和脂肪酸のひとつ。がんや動脈硬化などの予防が期待できる

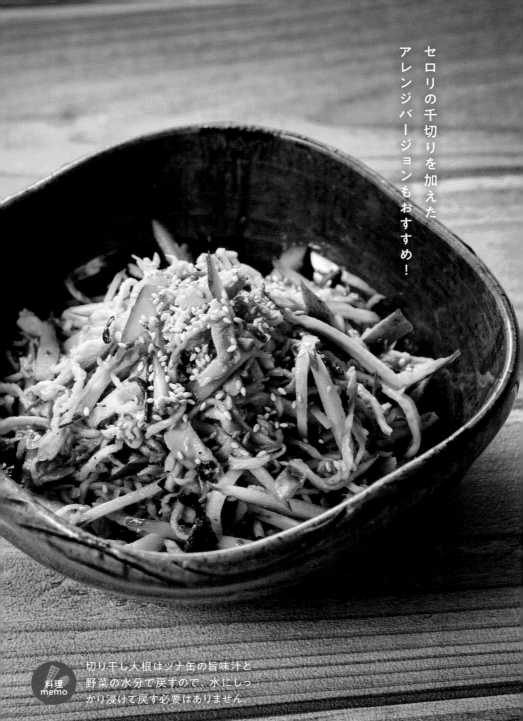

セロリの千切りを加えた
アレンジバージョンもおすすめ！

切り干し大根はツナ缶の旨味汁と
野菜の水分で戻すので、水にしっ
かり浸けて戻す必要はありません。

料理
memo

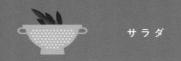

韓国風あまからコールスロー

【材料】（2人分）

キャベツ………………………… 1/6個（200g）
にんじん………………………… 1/3本（60g）
紫玉ねぎ………………………… 1/4個
※玉ねぎでもOK
小ねぎ……………………………… 2～3本
塩…………………………………… 適量
こしょう…………………………… 適量

A
┌ ごま油……………………… 小さじ2
│ てんさい糖……………… 大さじ1
│ 酢…………………………… 大さじ1
│ しょうゆ………………… 大さじ1
│ にんにく（すりおろし）… 1片分
│ 粉唐辛子………………… 大さじ2～3
│ ※コチジャン大さじ1でもOK
└ 白いりごま……………… 大さじ1/2

【作り方】

❶ キャベツは千切り、にんじんは長さ5cmの細切り、紫玉ねぎは薄切り、小ねぎは小口切りにする。

❷ すべての野菜を大きいボウルに入れ、よく混ぜ合わせたAを加えて和える。塩、こしょうで味を調える。

注意！
「粉唐辛子」は韓国料理に使われるマイルドな唐辛子です。ほんのり甘味もあり、一味唐辛子とは風味も辛さも違います。粉唐辛子がない場合は、一味唐辛子ではなく、コチジャンで代用してください。

胃粘膜の保護や再生を促すビタミンU、美肌や免疫力アップに役立つビタミンCが豊富なキャベツをたくさん食べられるサラダです。マヨネーズを使わず、ほんのりした甘さとピリ辛味とが調和したコールスローは、パンにもごはんにも合います。

唐辛子の辛味成分、
カプサイシンで血行促進！

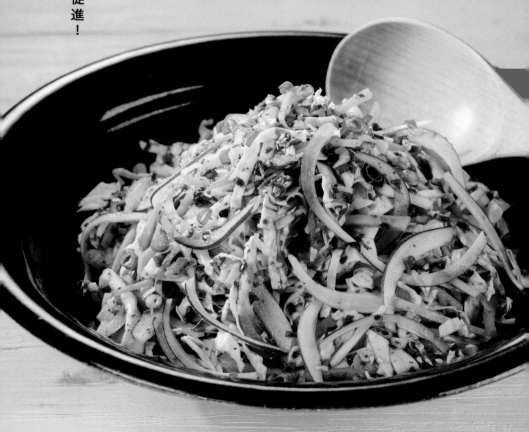

料理
memo

冷蔵庫で数時間寝かせると味がなじんでより
おいしくなります。食べる直前に、韓国海苔
をちぎってトッピングするのもおすすめです。

副 菜

サバ缶 de リエット

【材料】(2人分)

サバ缶(水煮)…………………	1缶
セロリ……………………………	20g
ディル…………………………	適量

※お好みのハーブでOK

塩………………………………	1〜2つまみ
こしょう………………………	適量
ピンクペッパー(飾り用)……	適宜

	オリーブオイル…………	大さじ1 ½
	無調整豆乳……………	大さじ2
A	白ワイン………………	大さじ1
	にんにく(すりおろし)…	適量
	ローリエ………………	1枚

【作り方】

❶サバ缶をザルにあげて汁気をきる。セロリは薄切りにする。

❷鍋に①とAを入れ、中火で煮て水分を飛ばす。

❸②にハーブの葉を入れてミキサーやブレンダーなどでつぶし、塩、こしょうで味を調える。

❹器に盛り、お好みでピンクペッパーやハーブの葉を飾る。

体 memo

リエットはフランスの郷土料理。多くは豚肉で作りますが、このレシピではサバ缶を使用しました。サバは粘膜強化に役立つビタミンDのほか、脳や神経機能を活性化させるDHA*や、血液をサラサラにするEPA**が豊富に含まれる免疫力アップ食材。血糖値を下げる効果も期待できます。

* ドコサヘキサエン酸 **エイコサペンタエン酸

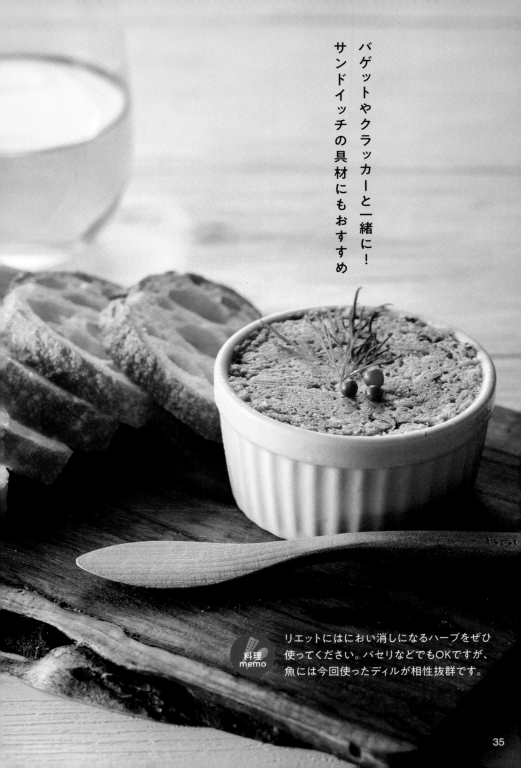

バゲットやクラッカーと一緒に！
サンドイッチの具材にもおすすめ

料理memo　リエットにはにおい消しになるハーブをぜひ
使ってください。パセリなどでもOKですが、
魚には今回使ったディルが相性抜群です。

生ハムと干し柿の白和え

【材料】（2人分）

生ハム…………………………… 25g
干し柿…………………………… 2個
※お好みのドライフルーツでOK
木綿豆腐………………………… 1/2丁（175g）
クリームチーズ………………… 40g
白いりごま……………………… 大さじ1
※白すりごまでもOK
粗挽き黒こしょう……………… 適宜

A
白だし…………………… 小さじ1
てんさい糖……………… 小さじ1
みそ……………………… 小さじ1 ½
※白みそがおすすめ

【作り方】

❶豆腐はペーパータオルで包み、重石をして20分ほどおいて水きりする。生ハムは食べやすいサイズにちぎり、干し柿は種を取って細く切る。クリームチーズは1cm角に切る。

❷白いりごまは弱火で軽く乾いりし、すり鉢に入れてよくすりつぶす。
※この工程の代わりに白すりごまを使ってもOK

❸②に豆腐を手でちぎり入れ、なめらかになるまですりつぶす。Aを加えてよく混ぜる。

❹生ハムと干し柿、クリームチーズを加えて和え、お好みで粗挽き黒こしょうをふる。

干し柿には抗酸化作用の強いβ-カロテンや腸に貢献する食物繊維、「タンニン」と呼ばれるポリフェノールなど、体にいい成分がたっぷり含まれています。良質のたんぱく質を含む豆腐、生ハムやクリームチーズなどの発酵食品と合わせて、ごまの風味ただようおつまみに仕上げました。

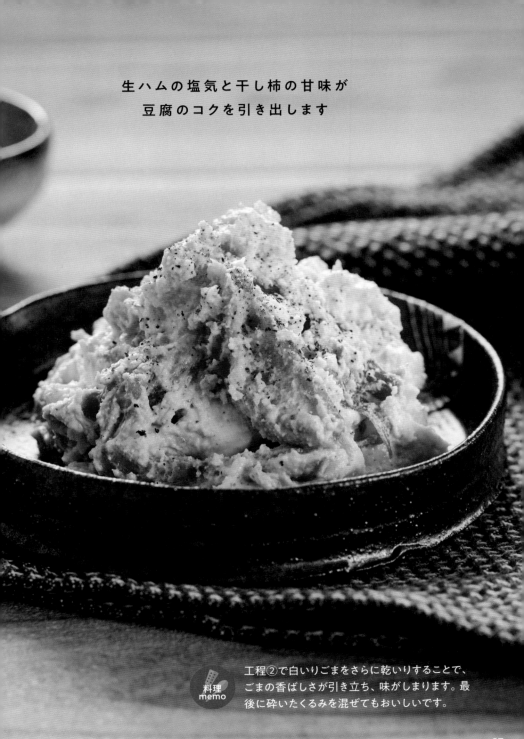

生ハムの塩気と干し柿の甘味が
豆腐のコクを引き出します

料理
memo

工程②で白いりごまをさらに乾いりすることで、
ごまの香ばしさが引き立ち、味がしまります。最
後に砕いたくるみを混ぜてもおいしいです。

丸ごとトマトおでん

【材料】（2人分）

トマト ……………………… 2個
大葉 ……………………… 2枚

A
- 合わせだし ……………… 1½カップ
- 薄口しょうゆ …………… 大さじ1
- みりん …………………… 大さじ1
- 塩 ………………………… 少々

【作り方】

❶トマトはヘタをくりぬき、 おしり側に浅く十字に切り目を入れる。大葉は千切りにする。

❷鍋にトマトが浸かる程度の量の湯を沸かし、トマトを湯むきする。

❸小鍋にAを入れて中火にかけ、煮立ったら火を止めて②を入れ、ペーパータオルをかぶせて冷ます。粗熱が取れたら冷蔵庫で冷やす。

❹器にトマトを盛って汁を注ぎ、大葉をのせる。

トマトに含まれるリコピンは抗酸化作用が強く、アンチエイジングや動脈硬化、がんなどの生活習慣病の予防に役立ちます。インスリンの働きを促進する作用もあるので、高血糖予防にもいい食材です。食卓に出したときのかわいらしさとインパクトも笑顔を誘う一皿です。

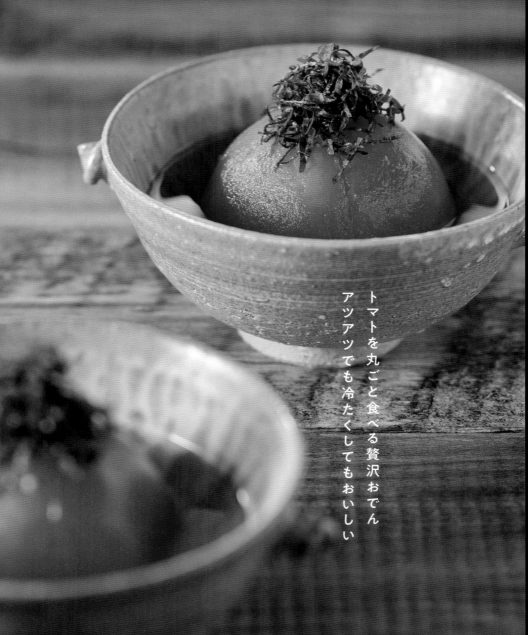

トマトを丸ごと食べる贅沢おでん

アツアツでも冷たくしてもおいしい

料理memo

トマトの湯むき……沸いた湯に切り目が下になるよ
うにトマトを入れます。10秒ほどで皮が切り目からめ
くれてくるので、すぐに氷水にとって冷やしましょう。

 副菜

なす田楽のチーズ焼き

【材料】（2人分）

米なす ……………………… 1個
トマト ……………………… 1個
ピザ用チーズ ……………… 適量
オリーブオイル …………… 適量

	みりん …………………… 大さじ1
A	てんさい糖 ……………… 大さじ1/2
	赤みそ …………………… 大さじ2

【作り方】

❶米なすはヘタを切り落とし、皮をしま模様にむき、2cmの輪切りにする。断面に格子状に浅く包丁を入れる。トマトは1cmの輪切りにする。

❷フライパンに多めのオリーブオイルを熱し、なすの両面に焼き色がつくまで中火で揚げ焼きにする。

❸小鍋にAを入れて中火にかけ、てんさい糖が溶ける程度に煮立ったら火を止める。

❹オーブントースターの網にアルミホイルを敷き、なすを並べて③のみそだれを塗り、トマトを重ね、チーズをのせる。チーズの表面に焼き色がつくまで焼く。

 体memo

なすの皮に含まれるアントシアニンや、果肉のクロロゲン酸には抗酸化作用があります。これらはポリフェノールの一種で、がん予防や血圧・血糖値の正常化にも有効です。なすにリコピンを含むトマト、乳酸菌を含むチーズを重ね、味のアクセントにはみそ！最強の重ね焼きです。

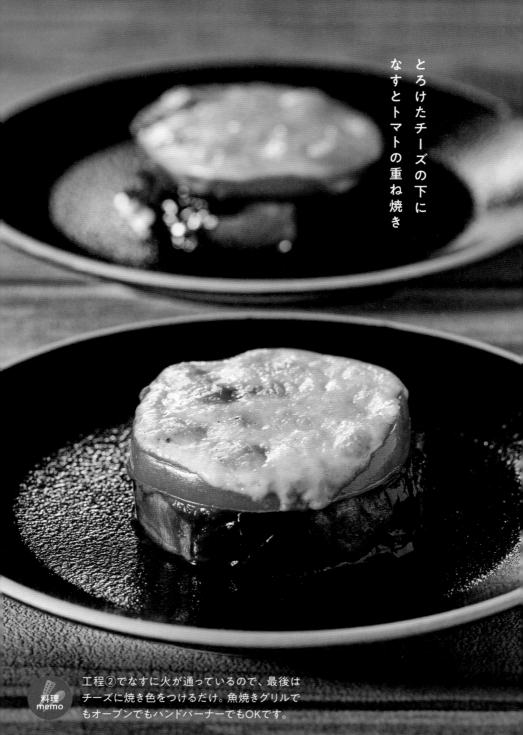

とろけたチーズの下に
なすとトマトの重ね焼き

 副　菜

カリフラワーのグリル

【材料】（2人分）

カリフラワー ……………………… 1/2株（250g）
こしょう ……………………………… 適宜
パプリカパウダー …………………… 適宜
チリパウダー ………………………… 適宜

A
- オリーブオイル ………… 大さじ2
- レモン汁 ………………… 大さじ1/2
  ※なくてもOK
- 粉チーズ ………………… 大さじ1
- にんにく（みじん切り）… 1/2片分
- 塩 ………………………… 1〜2つまみ

【作り方】

❶カリフラワーは小房に分ける。

❷Aをボウルに合わせて①を加え、調味料をなじませる。

❸耐熱皿にカリフラワーの花蕾（からい）を上にして並べ、お好みでこしょうやパプリカパウダー、チリパウダーをふる。

❹230℃のオーブンで表面に焦げ目がつく程度に20分ほど焼く。

 体memo

食物繊維やビタミンCが豊富なカリフラワーをグリルしただけのシンプル料理。白血球の働きを強めて免疫力をあげる、善玉菌を増やして腸内環境を整えるなどの働きに加え、美白・美肌効果も期待できます。糖質が少ないので血糖値が気になる人にもおすすめの食材です。

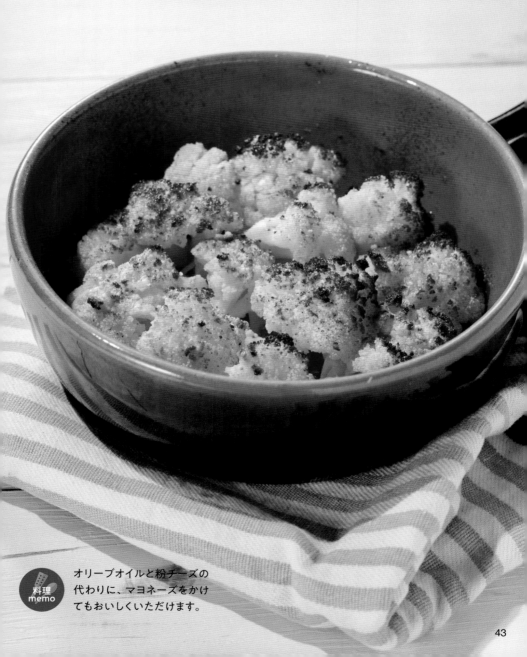

じっくり焼いたカリフラワー
その食感と甘さは格別!

料理
memo

オリーブオイルと粉チーズの
代わりに、マヨネーズをかけ
てもおいしくいただけます。

粘　腸　糖

きのこのハニーバルサミコマリネ

【材料】(2人分)

お好みのきのこ……………… 300g
※このレシピでは、しいたけ、まいたけ、
えのきだけ、しめじ、エリンギを使用

にんにく…………………… 1片
オリーブオイル …………… 大さじ1
お好みのナッツ……………… 30g
パセリ(みじん切り)………… 適量
※なくてもOK

A
バルサミコ酢………… 大さじ2
はちみつ……………… 大さじ1
しょうゆ……………… 大さじ1
粗挽き黒こしょう……… 少々

【作り方】

❶きのこは石づきを取って小房に分けるなどし、食べやすいサイズにする。にんにくは包丁の腹でつぶす。

❷ポリ袋に①とオリーブオイルを入れてよくもむ。

❸オーブンシートを敷いた天板に②を広げ、200℃に予熱したオーブンに入れる。途中、上下を返して15分ほどこんがりと焼く。
※魚焼きグリルやトースターでもOK

❹ボウルに③とAを入れて混ぜ合わせ、器に盛って砕いたナッツとパセリを散らす。

体
memo

きのこは食物繊維（β-グルカン）やビタミンB、ビタミンDをはじめ、カリウムやリンなどのミネラルも含まれる、体への貢献度の高い優良食材です。このような"きのこづくし"のレシピは、腸内環境を整えて免疫力を活性させ、病気予防や老化防止に大きく役立ちます。

きのこの旨味がギュッと凝縮された
心と体がよろこぶ副菜

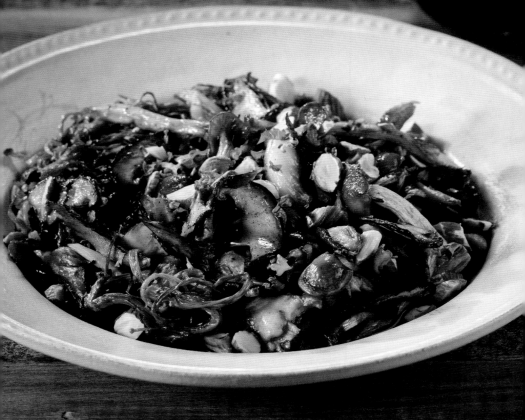

きのこはいくつかの種類を一緒
に食べると味に深みが出るの
で、3種類以上は使いましょう。

 副　菜

皮付き里いもの素揚げ

【材料】（2人分）

里いも……………………… 6個
青のり……………………… 適量
塩…………………………… 適量
揚げ油……………………… 適量

【作り方】

❶里いもは洗い、たわしなどで表面の
ひげを軽くこすり取る。上下のかたい
ところを切り落とし、水気を拭き取っ
て食べやすいサイズに切る。

❷180℃に熱した油に①を入れて火を弱
め、低温でじっくり揚げる。きつね色
になったら火を強め、表面をカリッと
させて油きりする。

❹ボウルなどに入れ、塩と青のりをふ
り入れてまぶす。

 体memo

里いものぬめり成分は、体内に入るとグルクロン酸に変わり、粘膜を保護し
て胃腸の働きを助けます。糖質とたんぱく質が結合したガラクタンという成
分もあり、これには免疫力向上や血圧の上昇を抑え、血中コレステロールを
取り除く効果も期待できます。

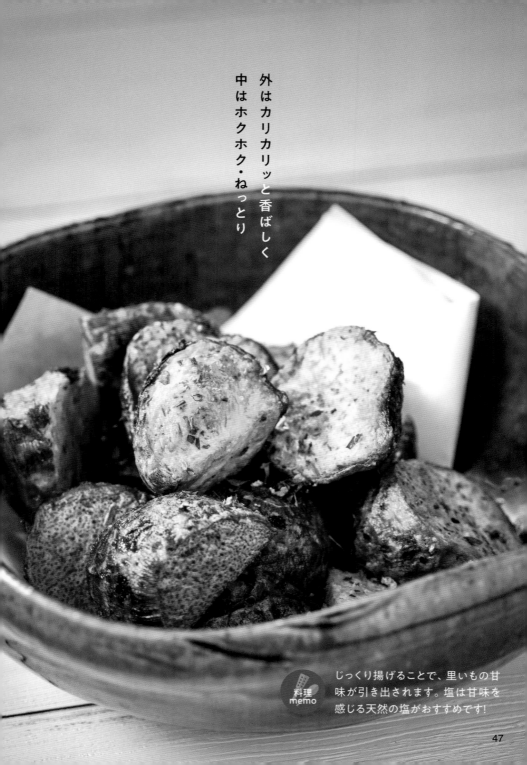

外はカリカリッと香ばしく
中はホクホク・ねっとり

料理
memo

じっくり揚げることで、里いもの甘味が引き出されます。塩は甘味を感じる天然の塩がおすすめです!

47

ズッキーニのジョン

【材料】（2人分）

ズッキーニ …………………… 1本
塩……………………………… 少々
小麦粉………………………… 適量
ごま油 ……………………… 大さじ2
韓国風ドレッシング（P119参照）
………………………………… 適量

　┌─ 春菊の葉（4～5枚）…… 適宜
　├─ 赤唐辛子（輪切り）…… 適宜
　└─ ※飾り用なのでなくてもOK

A　┌─ 溶き卵 ………………… 1個分
　└─ 塩 ………………………… ひとつまみ

【作り方】

❶ ズッキーニは厚さ6mmほどの輪切りにし、塩をふって下味をつける。ペーパータオルで水分を拭き取り、小麦粉をまぶす。

❷ フライパンにごま油を入れて中火にかけ、①をAにくぐらせて並べる。

❸ 残った卵液を②にかけ、お好みで赤唐辛子と春菊の葉を飾る。

❹ 焼き色がついたら裏面も焼く。器に盛り、韓国風ドレッシングを添える。

カリウムを多く含むズッキーニは、余分な塩分の排泄を助ける作用があります。抗酸化力の高いβ-カロテンやビタミンCのほか、不溶性食物繊維も多く含んでいるので、むくみなどが気になる人や便秘気味の人に積極的に食べてほしい食材です。

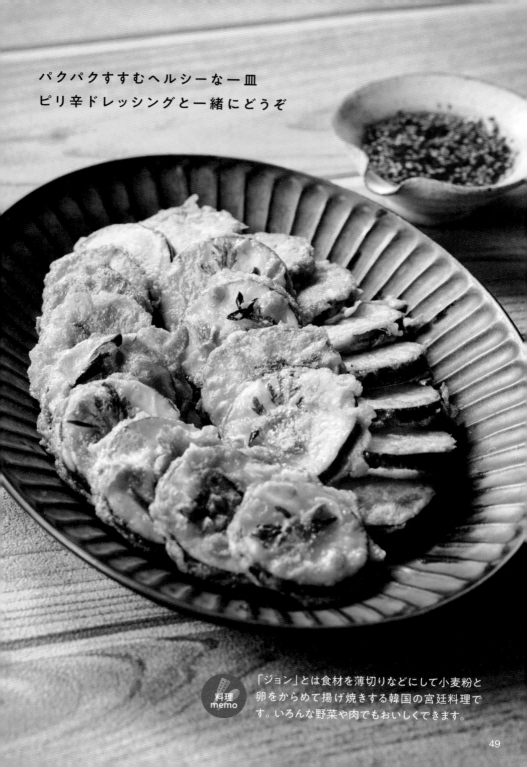

パクパクすすむヘルシーな一皿
ピリ辛ドレッシングと一緒にどうぞ

料理
memo

「ジョン」とは食材を薄切りなどにして小麦粉と
卵をからめて揚げ焼きする韓国の宮廷料理で
す。いろんな野菜や肉でもおいしくできます。

彩り野菜のだししょうゆ和え

【材料】（2人分）

かぼちゃ……………………… 120g
オクラ………………………… 6本
パプリカ（赤）……………… 1/2個
きくらげ……………………… 2～3個
白いりごま …………………… 適量

┌　白だし……………… 小さじ1
A　しょうゆ…………… 大さじ1
└　みりん……………… 大さじ1

【作り方】

❶パプリカは5mm幅、かぼちゃは5mmの細切りにする。オクラは塩（分量外）をまぶして板ずりする。

❷鍋に湯を沸かし、塩少々（分量外）を加え、きくらげ、オクラ、パプリカ、かぼちゃの順にサッとゆでて水気をきる。

※野菜は歯応えが残る程度にゆでるのがポイント

❸きくらげは細切り、オクラは5mm幅の斜め切りにする。

❹ボウルにAを入れて混ぜ、ゆでた野菜と和える。器に盛り、白いりごまをふる。

体memo

緑黄色野菜ときくらげ、オクラなど粘膜強化に役立つ食材をだししょうゆでさっぱり味に仕上げたレシピです。免疫力向上の代表的な食材としてビタミンA・C・Eを含む「ACE野菜」がよくあげられますが、このレシピはそれらに加えてビタミンDも摂取できます。

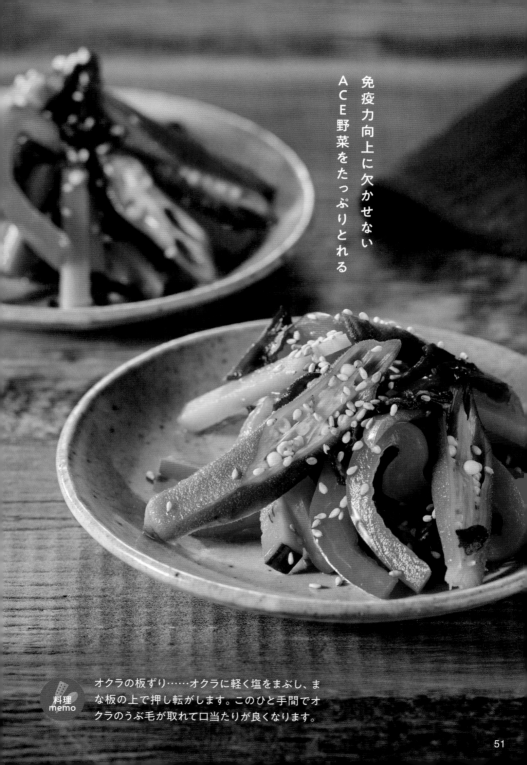

料理
memo

オクラの板ずり……オクラに軽く塩をまぶし、ま
な板の上で押し転がします。このひと手間でオク
ラのうぶ毛が取れて口当たりが良くなります。

厚揚げと野菜のピーナッツソース和え

【材料】（2人分）

厚揚げ………………………	1/2枚（150g）
さやいんげん…………………	4本
にんじん……………………	1/2本（80g）
ゆで卵………………………	1個
塩……………………………	ひとつまみ
水……………………………	1/2カップ

A
ピーナッツバター（無糖）…	大さじ3
にんにく（すりおろし）……	1/2片分
てんさい糖…………………	大さじ1
しょうゆ……………………	大さじ1 ½
ラー油………………………	適量
水……………………………	適量

【作り方】

❶Aを耐熱容器に入れて電子レンジで1分ほど加熱し、よく混ぜる。

※マヨネーズ程度のやわらかさになるよう水で調整する

❷厚揚げは熱湯をかけて油を抜き、一口大のサイコロ形に切る。いんげんは筋を取り4cmの長さに、にんじんは6mmの拍子木切りにする。

❸フライパンに②を入れて塩をふり、水を注いでふたをして中火にかける。煮立ったら弱火にし、3分ほど蒸しゆでにする。にんじんがやわらかくなったら火を止めて、ザルにあげる。水気をきって器に盛り、①のピーナッツソースをかけて4等分にしたゆで卵をのせる。

体 memo

たんぱく質豊富な厚揚げと卵、粘膜強化に欠かせない緑黄色野菜を一緒にいただくレシピです。ソースに使ったピーナッツもたんぱく質やビタミンB群、ビタミンEなどが豊富に含まれる健康食材。脂質にもオレイン酸、リノール酸などが含まれ、中性脂肪値を下げる効果などが期待できます。

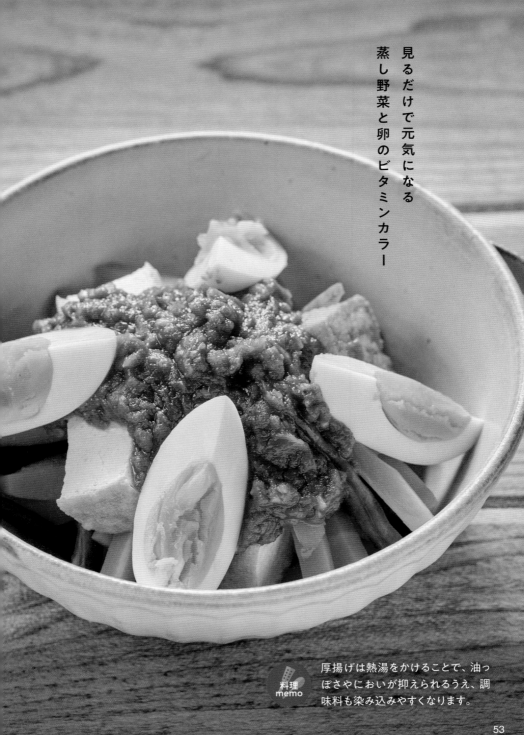

見るだけで元気になる
蒸し野菜と卵のビタミンカラー

料理memo 厚揚げは熱湯をかけることで、油っ
ぽさやにおいが抑えられるうえ、調
味料も染み込みやすくなります。

サーモンのユッケ風

【材料】（2人分）

サーモン（刺身用）……………	150g
卵黄………………………………	1個分
きゅうり…………………………	適量
小ねぎ……………………………	適量
白いりごま………………………	適量

A
- ごま油………………… 小さじ1
- にんにく（すりおろし）…… 1/2片分
- しょうが（すりおろし）…… 少々
- てんさい糖…………… 小さじ1
- しょうゆ……………… 大さじ1

【作り方】

❶サーモンは1cm幅の拍子木切りにする。小ねぎは小口切り、きゅうりは千切りにする。

❷Aをボウルに入れてよく混ぜ、サーモンを入れて和える。

❸器に盛り、中央に窪（くぼ）みを作って卵黄をのせ、きゅうりを添える。小ねぎと白いりごまを散らす。

サーモンは低脂肪・高たんぱく質の美容・健康効果の高い食材です。赤い色素はアスタキサンチンという、老化防止に貢献する抗酸化成分で活性酸素を除去する働きもあります。ほかにも、糖質を効率よくエネルギーに変えるビタミンB₁、粘膜強化に必要なビタミンDなども含まれています。

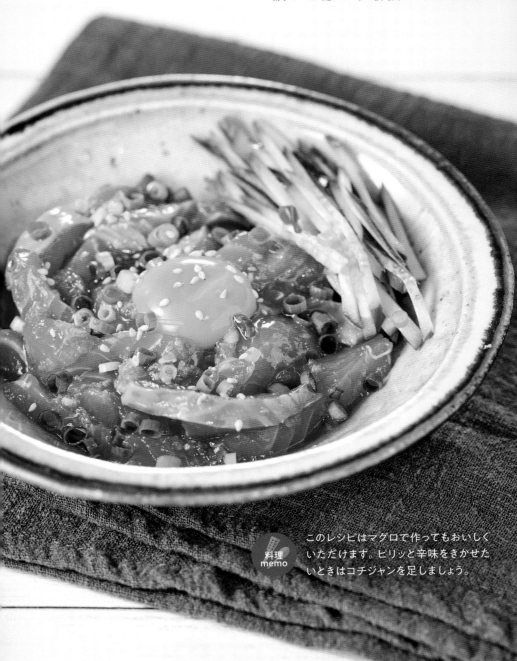

日本酒にもワインにも相性良し！
疲れを癒やす最強のおつまみ

料理
memo
このレシピはマグロで作ってもおいしく
いただけます。ピリッと辛味をきかせた
いときはコチジャンを足しましょう。

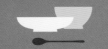

ツナのキムチ炒め（キムチボックム）

【材料】（2人分）

白菜キムチ………………………	200g
ツナ缶（オイル漬け）…………	1缶（70g）
小ねぎ……………………………	3本
青唐辛子…………………………	1本
※なくてもOK	
ごま油 ……………………………	小さじ2
サラダ油 …………………………	適量
白いりごま………………………	適量
酒…………………………	小さじ2
A　しょうゆ…………………	小さじ1/2
てんさい糖………………	適宜

【作り方】

❶キムチは大きければ刻む。小ねぎは小口切りに、青唐辛子は斜め薄切りにする。

❷フライパンにサラダ油を入れて中火にかけ、キムチを3分ほど炒める。小ねぎと青唐辛子を加えてさらに炒める。

❸A、ツナを缶汁ごと加えて、さらに炒める。

❹水分がほぼなくなりキムチがくったりしたら、ごま油を回しかける。器に盛り、白いりごまをふる。

体memo

乳酸菌が豊富なキムチは整腸作用のある発酵食品。エネルギー代謝を促すビタミンB群も豊富に含まれています。このレシピはキムチの材料となる白菜に含まれる抗酸化力の高いビタミンC、ツナ缶の原材料であるマグロに含まれるたんぱく質やDHA、EPAなどを一緒にとることができます。

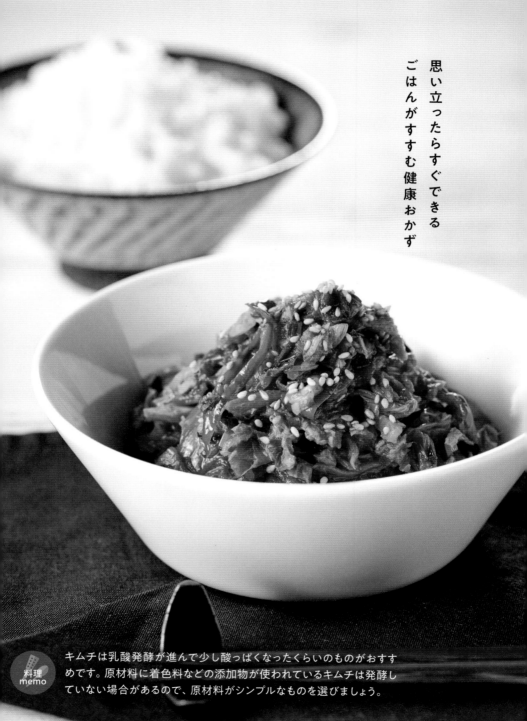

思い立ったらすぐできる
ごはんがすすむ健康おかず

キムチは乳酸発酵が進んで少し酸っぱくなったくらいのものがおすすめです。原材料に着色料などの添加物が使われているキムチは発酵していない場合があるので、原材料がシンプルなものを選びましょう。

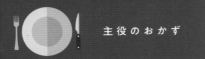

主役のおかず

山いもとめかぶのヘルシー焼き

【材料】（2人分）

山いも	200g
めかぶ	1パック
※たれは使用しない	
小ねぎ	5本
卵	1個
白だし	大さじ1
お好み焼きソース	適量
かつお節	1/2パック
青のり	少々
サラダ油	適量

【作り方】

❶山いもは皮をむき、すりおろす。小ねぎは小口切りにする。

❷ ①をボウルに入れ、卵、めかぶ、白だしを加えて混ぜる。

❸小さめのフライパンにサラダ油を入れて中火にかけ、②を流し入れる。3〜4分たって焼き色がついたら裏返して弱火にし、ふたをして蒸し焼きにする。火が通ったらふたを取って火を強め、表面をカリッとさせる。

❹表面にお好み焼きソースを塗り、青のりを散らし、かつお節をのせる。

山いもと卵でヘルシーに仕立てたお好み焼きに、デトックス効果を期待できるめかぶを入れてパワーアップさせました。山いもには粘膜を保護する成分が豊富に含まれており、ウイルスの侵入を防ぐとともに、たんぱく質の吸収を高める働きもあります。

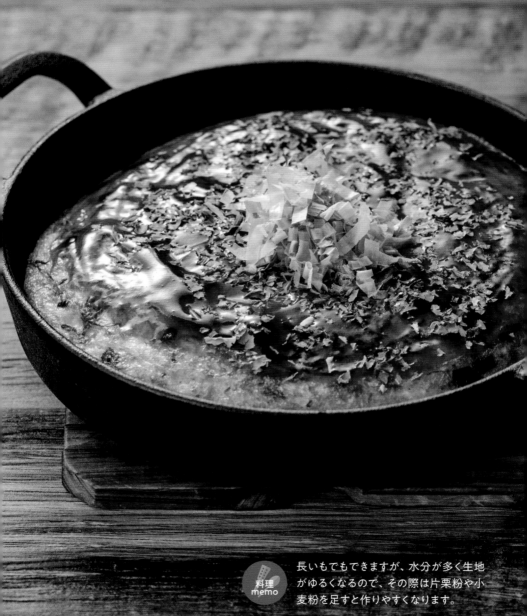

お好み焼きソースの代わりに
ポン酢しょうゆをかけてもおいしい

料理
memo
長いもでもできますが、水分が多く生地がゆるくなるので、その際は片栗粉や小麦粉を足すと作りやすくなります。

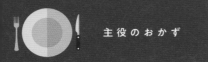

お揚げの納豆キムチーズ巾着

【材料】(2人分)

油揚げ	3枚
納豆	2パック

※たれも使用する

白菜キムチ	80g
小ねぎ	3本
ピザ用チーズ	50g
ごま油	小さじ1

【作り方】

❶油揚げを半分に切って開く。キムチは細かく刻み、小ねぎは小口切りにする。

❷ボウルに納豆、キムチ、小ねぎ、チーズを混ぜ合わせ、油揚げに詰めて爪楊枝で口をとじる。

❸フライパンにごま油を入れて中火にかけ、②をこんがり焼き色がつくまで両面を焼く。

❹半分に切って器に盛る。

植物性たんぱく質や大豆イソフラボンが豊富な油揚げに、発酵食品である納豆、キムチ、チーズを詰めてパリッと焼きあげました。免疫力向上、整腸作用、美肌効果、骨粗鬆症予防など、様々に健康・美容効果の高い食品群を同時にとれる、おすすめのレシピです。

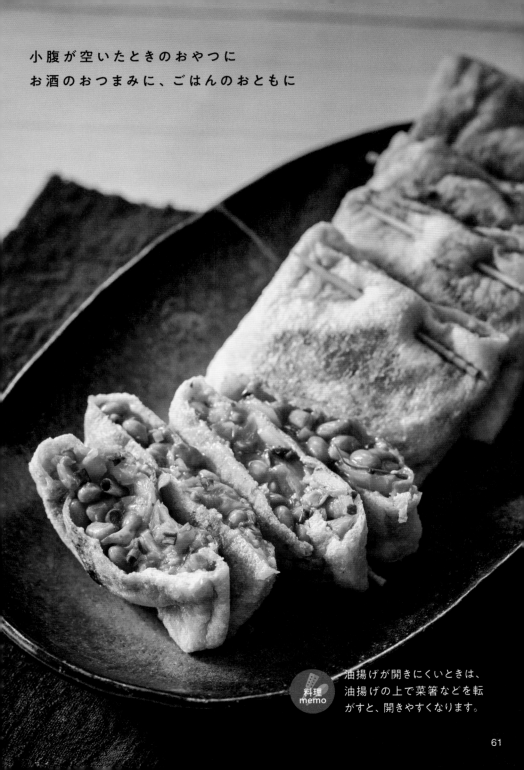

小腹が空いたときのおやつに
お酒のおつまみに、ごはんのおともに

料理
memo

油揚げが開きにくいときは、
油揚げの上で菜箸などを転
がすと、開きやすくなります。

61

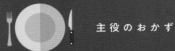

きのこと鶏のたれつくね

【材料】(2人分)

鶏挽き肉 ························· 200g
お好みのきのこ ················ 100g
※このレシピでは、しいたけ、
まいたけ、えのきだけを使用
玉ねぎ ····················· 1/4個 (50g)
サラダ油 ·························· 適量
大葉 ······························· 適量
卵黄 ······························· 適宜

```
   ┌ 片栗粉 ···················· 大さじ1
 A │ 卵白 ······················ 1個分
   └ 塩 ························· 少々

   ┌ 酒 ······················· 大さじ2
   │ みりん ···················· 大さじ2
 B │ しょうゆ ··················· 大さじ2
   └ てんさい糖 ················ 大さじ1
```

【作り方】

❶ きのこは石づきを取って粗みじん切りに、玉ねぎはみじん切りにする。

❷ ボウルに鶏肉を入れて粘りが出るまでよくこね、Aを加えて混ぜ合わせる。

❸ きのこと玉ねぎを②に入れ、ざっくりと混ぜて10等分にし、手にサラダ油を塗って丸める。

❹ フライパンにサラダ油をひいて中火にかけ、③を焼く。2分ほどしたら裏返し、ふたをして弱火で2～3分蒸し焼きにする。火が通ったらBを入れてたれに煮からめる。

❺ 大葉を敷いた器に盛り、お好みで卵黄を添えてからめながら食べる。

鶏挽き肉は脂肪分が少なく、ビタミンB群やミネラルがバランス良く含まれているヘルシーな食材。きのこに含まれる β-グルカンは、免疫細胞を活性化させる働きがあり、免疫力アップをしっかりサポートしてくれます。ぜひ大葉と卵黄を合わせて食べてください。

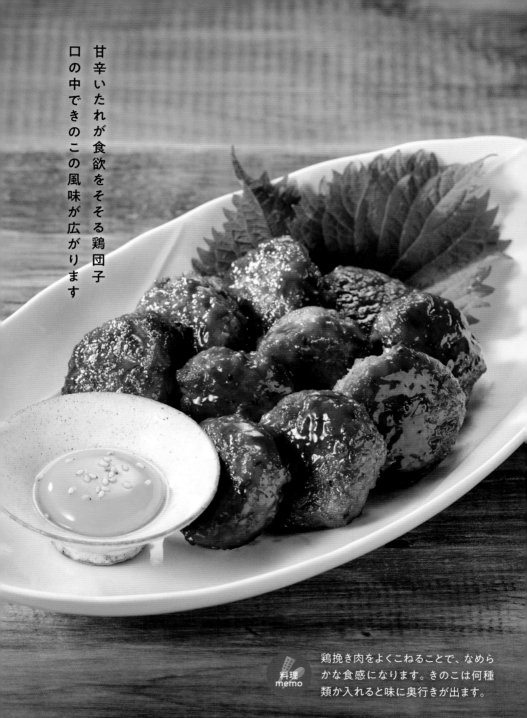

甘辛いたれが食欲をそそる鶏団子
口の中できのこの風味が広がります

料理
memo

鶏挽き肉をよくこねることで、なめら
かな食感になります。きのこは何種
類か入れると味に奥行きが出ます。

ほうれん草のフリッタータ

【材料】(2人分)

ほうれん草 ………………… 1/2束 (150g)
玉ねぎ ……………………… 1/4個
ミニトマト ………………… 5個
オリーブオイル …………… 大さじ1強

A
溶き卵 ……………………… 4個分
無調整豆乳 ………………… 大さじ2
※牛乳でもOK
ピザ用チーズ ……………… 50g
粉チーズ …………………… 大さじ2
※なければピザ用チーズを増やす
塩 …………………………… 少々
こしょう …………………… 少々

【作り方】

❶ほうれん草はゆでて絞り、長さ3cmに切る。玉ねぎは薄切りに、ミニトマトは縦半分に切る。

❷ボウルにAを入れて混ぜ合わせ、ほうれん草を加えて全体を混ぜる。

❸オリーブオイルをひいた18〜20cmのスキレット（またはフライパン）で玉ねぎを炒める。色づいたら②を流し入れてトマトをのせ、ふちが固まるくらいまで焼く。

❹ 230℃に予熱したオーブンに③を入れて10分ほど焼く。
※フライパンで作る場合は工程③で両面を焼く

体
memo

卵に含まれるレチノールには、皮膚や粘膜を保護する働きがあります。ほうれん草はβ-カロテンやビタミンC、食物繊維などを含む緑黄色野菜。チーズもたんぱく質やカルシウムを多く含む発酵食品。もちろんトマトや玉ねぎも健康食材。全部一緒にいただくレシピです。

見た目もキュート!
具材たっぷりのイタリア風卵焼き

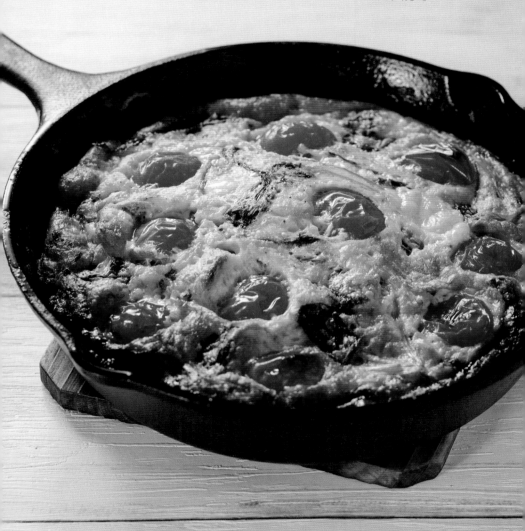

料理
memo

フリッタータはフライパンでも作れますが、スキレットを使うとお皿に移す必要がなく、見た目も華やかで、パーティーなどでも活躍します。

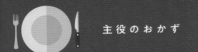

冷しゃぶ豚キムチ

【材料】(2人分)

豚肉(しゃぶしゃぶ用)………	200g
きゅうり………………………	1本
長ねぎ………………………	5cm
にら…………………………	1/4束
かいわれ大根………………	1パック
白菜キムチ…………………	150g
白いりごま…………………	適量

```
┌ ごま油……………………大さじ1
A
└ ポン酢しょうゆ…………大さじ1 ½
```

【作り方】

❶鍋に湯を沸かして豚肉を一枚ずつ入れ、サッと火を通す。冷水にとって水気をきる。

❷きゅうりは千切りに、長ねぎは斜め薄切りに、にらは長さ4cmに切る。かいわれ大根は根元を切り落とす。キムチは大きければ刻む。

❸ボウルに豚肉と②、Aを入れて和え、冷蔵庫で冷やして味をなじませる。
※かいわれ大根は一部飾り用に残す

❹食べる直前に器に盛り、飾り用のかいわれ大根をのせて白いりごまをふる。

ビタミンB群が豊富な豚肉と、乳酸菌を含み整腸作用のあるキムチは鉄板の組み合わせ。にらはβ-カロテン、ビタミンC、カリウム、葉酸、食物繊維をバランス良く含み、辛味成分のアリシンには殺菌・抗酸化作用もあります。にらと豚肉の組み合わせは疲労回復にも役立ちます。

疲れた体を癒やし、免疫効果もバツグン
にら×豚肉×キムチの組み合わせ

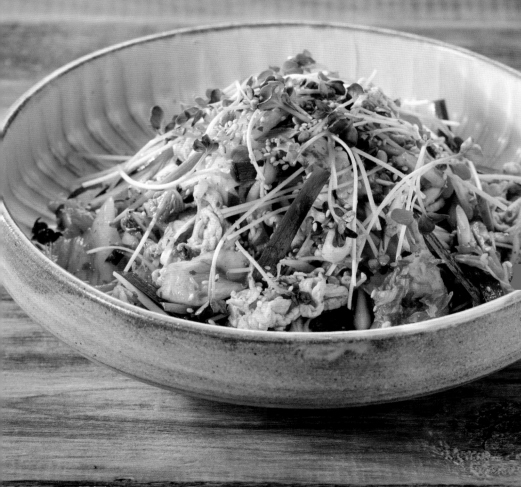

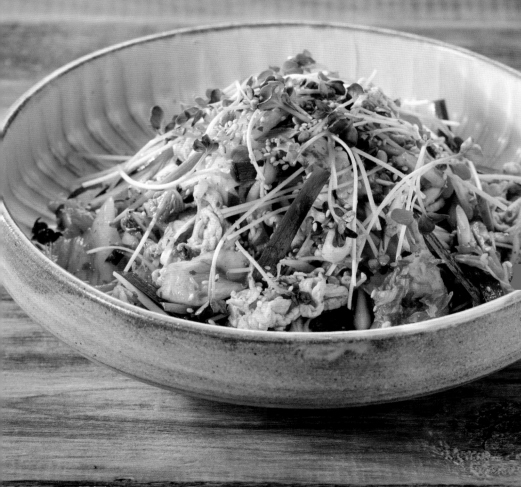 料理
memo

豚肉を長くゆでるとかたくなります。また、まと
めて湯に入れると温度が下がってしまうので、
一枚一枚箸にとってサッと火を通しましょう。

セロリとトマトの肉じゃが

【材料】（2人分）

牛肉（切り落とし）…………… 200g
じゃがいも …………………… 2〜3個（300g）
玉ねぎ（大）…………………… 1/2個（150g）
にんじん……………………… 1/2本（80g）
セロリ ………………………… 1本
トマト ………………………… 1個
しょうが……………………… 1片
オリーブオイル ……………… 適量

A
┌ 合わせだし……………… 1カップ
│ みりん …………………… 大さじ2
│ てんさい糖 ……………… 大さじ1〜2
└ しょうゆ………………… 大さじ2

【作り方】

❶ じゃがいもとにんじんは乱切りに、玉ねぎ、トマトはくし形切りに、セロリは幅1cmの斜め切りにする。しょうがは千切りにする。

❷ 鍋にオリーブオイルをひいて中火にかけ、玉ねぎを炒める。玉ねぎが透き通ってきたら牛肉を加える。

❸ 牛肉に色がついてきたら、じゃがいも、にんじん、セロリ、しょうがを加えてさらに炒め、Aを加えて落としぶたをし、沸騰したら弱火にして鍋のふたをする。

❹ 15分ほど煮たら鍋のふたを外してトマトを加え、そのまま汁気がなくなるまで煮る。

体memo

肉じゃがは和食の代表的な料理ですが、トマトやセロリなどのサラダ野菜ともよく合います。トマトを加熱すると旨味や甘味が増すだけでなく、抗酸化作用のあるリコピンの吸収率が3〜4倍にアップ！ セロリも抗酸化作用の高い野菜で、煮込むとやわらかくなり、生のときとは違う味わいを楽しめます。

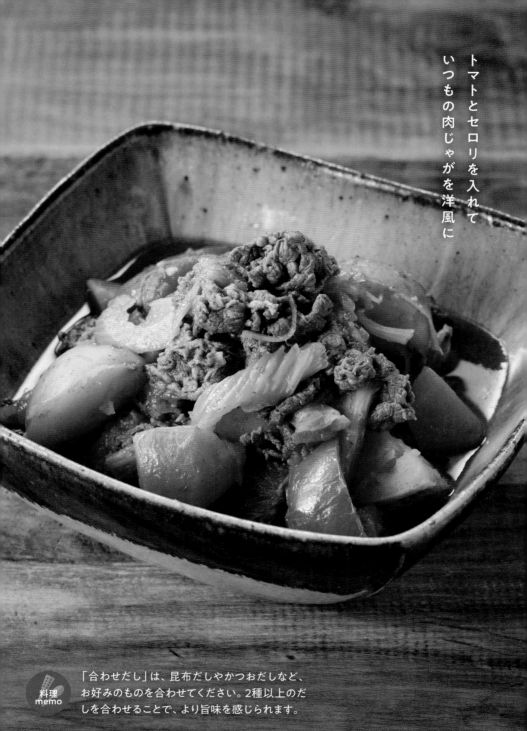

トマトとセロリを入れて
いつもの肉じゃがを洋風に

料理
memo

「合わせだし」は、昆布だしやかつおだしなど、
お好みのものを合わせてください。2種以上のだ
しを合わせることで、より旨味を感じられます。

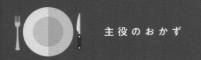

カラフル青椒肉絲
（チンジャオロース）

【材料】（2人分）

牛もも肉（薄切り）…………… 200g
ピーマン……………………… 1個
パプリカ（赤・黄）…………… 各1/2個
たけのこ（水煮）……………… 100g
にんにく……………………… 1片
しょうが……………………… 1片
ごま油………………………… 大さじ2

A
┌ 酒……………………… 大さじ1
│ 塩……………………… 少々
│ こしょう ……………… 少々
└ 片栗粉………………… 大さじ1

B
┌ 鶏がらスープの素（顆粒）… 小さじ1
│ しょうゆ ……………… 大さじ1 ½
│ オイスターソース………… 大さじ1
│ てんさい糖 …………… 小さじ1
└ 酒……………………… 大さじ2

【作り方】

❶牛肉は細切りにしてポリ袋に入れ、Bを加え、数回もんで下味をつける。

❷にんにく、しょうがはみじん切りに、たけのこは千切りに、ピーマン、パプリカは幅5mmの細切りにする。

❸フライパンにごま油半量をひいて中火にかけ、にんにくとしょうがを入れる。香りが立ったら①を加えて炒める。

❹牛肉の色が変わったらピーマン、パプリカ、たけのこを加える。サッと炒めたらAを入れ、さらに1分ほど炒める。仕上げに残りのごま油を回しかける。

 体 memo

ピーマンとパプリカには、皮膚や粘膜の健康を維持するビタミンA（β-カロテン）のほか、ビタミンC、ビタミンEもたっぷり含まれています。免疫細胞の正常化に役立つ亜鉛や、小腸粘膜細胞の成長を促すビタミンDを含む牛の赤身肉と一緒に炒めて、彩り豊かな一皿に。

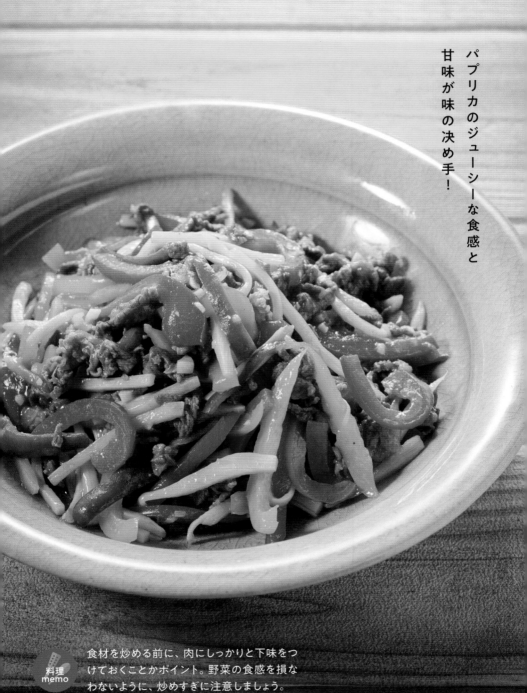

パプリカのジューシーな食感と
甘味が味の決め手！

料理
memo

食材を炒める前に、肉にしっかりと下味をつけておくことがポイント。野菜の食感を損なわないように、炒めすぎに注意しましょう。

しらたきのヘルシープルコギ

【材料】（2人分）

牛肉（切り落とし）………… 200g
しらたき ………………… 1袋（180g）
玉ねぎ……………………… 1/2個
にんじん…………………… 1/3本
にら ………………………… 1/2束
ごま油 ……………………… 大さじ1
白いりごま ………………… 適量

A
┌ にんにく（すりおろし） …… 小さじ1
│ しょうが（すりおろし） …… 小さじ1
│ 酒…………………………… 大さじ1
│ てんさい糖 ……………… 大さじ1
│ しょうゆ ………………… 大さじ2
└ コチジャン ……………… 大さじ1

【作り方】

❶しらたきはゆでて水気をきり、食べやすい長さに切る。牛肉は大きければ一口大に、玉ねぎは薄切り、にんじんは千切り、にらは長さ4cmに切る。

❷ボウルにAを入れて混ぜ合わせ、にら以外の具材を加えて手でもみ、10分ほどおく。

❸フライパンにごま油を熱し、②を入れて中火で炒める。汁気がなくなったら、にらを加えてサッと炒め、器に盛って白いりごまをふる。

牛肉に甘辛く下味をつけ、野菜とともに炒め煮にするプルコギ。このレシピではしらたきを加えてかさ増しし、ヘルシーに仕上げました。しらたきの原料となるこんにゃくいもには、グルコマンナンという食物繊維が含まれ、血糖値の上昇を抑え、便秘解消などにも役立ちます。

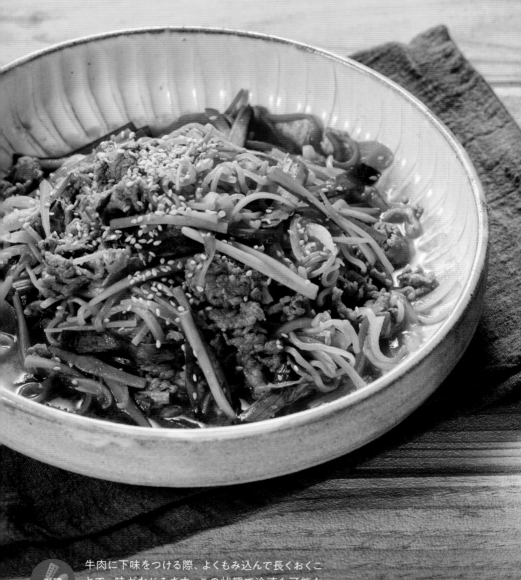

低カロリーなのに満足感大!
栄養もたっぷりとれる

料理memo 牛肉に下味をつける際、よくもみ込んで長くおくことで、味がなじみます。この状態で冷凍も可能なので、多めに作っておくと時短料理に便利です。

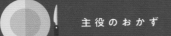

むね肉の塩こうじ蒸し ねぎソースがけ

【材料】（2人分）

鶏むね肉 ························· 1枚（300g）
塩こうじ ························· 大さじ1

```
┌ 長ねぎ（みじん切り） ······10cm分
│ しょうが（すりおろし） ······小さじ1
│ てんさい糖 ················· 小さじ1
A  酢 ························· 大さじ1
│ しょうゆ ················· 大さじ1
│ ごま油 ················· 小さじ2
└ ※ラー油を足してもおいしい
```

【作り方】

❶鶏肉は厚みが均一になるように切り開き、両面にフォークで穴をあけて、塩こうじをまんべんなくすり込む。

❷ラップを敷き、その上に皮目が下になるように鶏肉を置き、くるくるときつめに巻いてキャンディー状に包む。さらにポリ袋に入れ、なるべく空気を抜いて縛る。

❸鍋にたっぷりの湯を沸かして②を入れ、再び沸騰したらふたをして火を止める。そのまま20分ほど余熱で火を通す。

❹食べやすい大きさに切って器に盛り、Aを混ぜ合わせてかける。

体memo

鶏肉には良質なたんぱく質のほか、粘膜強化や整腸に必要なビタミンAがたっぷり。特にむね肉に含まれるイミダゾールジペプチドには、筋肉や脳の疲労を取り除く効果も。塩こうじに含まれる酵素成分、プロテアーゼには、肉をやわらかくして消化吸収を助ける働きもあります。

パサつきがちな鶏むね肉も
塩こうじの力でしっとり仕上がります

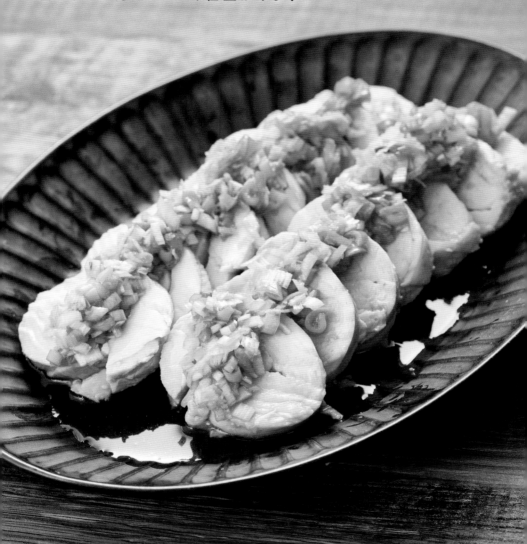

料理
memo

工程②の状態のまま冷蔵庫で一晩
寝かせると、味がより染み込んで肉
もやわらかくなります。

鶏とかぼちゃのハニーマスタード焼き

【材料】（2人分）

鶏もも肉……………………1枚
　　　　　　　　　　　　（250g～300g）
かぼちゃ……………………1/8個（200g）
白ワイン……………………大さじ1
オリーブオイル………………大さじ1
粗挽き黒こしょう……………少々

A
　にんにく（すりおろし）……1片分
　ローズマリー　…………1本
　※なくてもOK
　オリーブオイル……………大さじ1
　塩………………………少々
　こしょう　………………少々

B
　粒マスタード……………大さじ1 ½
　はちみつ…………………小さじ2
　しょうゆ…………………小さじ1 ½

【作り方】

❶鶏肉は一口大に切り、Aと一緒にポリ袋に入れ、よくもんで下味をつける。

❷かぼちゃは厚さ5mmの食べやすい大きさに切り、ラップをかけて電子レンジで2分ほど加熱する。

❸フライパンにオリーブオイルをひいて中火にかけ、②を焼く。両面に焼き色がついたら取り出す。

❹同じフライパンに①を入れて両面を焼く。表面に焼き色がついたら、白ワインをふる。

❺フライパンに③を戻し、Bを加えて煮からめる。器に鶏肉とかぼちゃを重ねて盛り、粗挽き黒こしょうをふる。

体
memo

かぼちゃは免疫機能を高めるビタミンA・C・Eを含み、鶏肉はたんぱく質と必須アミノ酸を含みます。これらをソテーしたシンプルなレシピですが、ソースで味にアクセントをつけてあります。はちみつは栄養価の高い自然の甘味料。積極的に使いたい調味料です。

はちみつのやさしい甘味とマスタードが
お肉の味を引き立てます

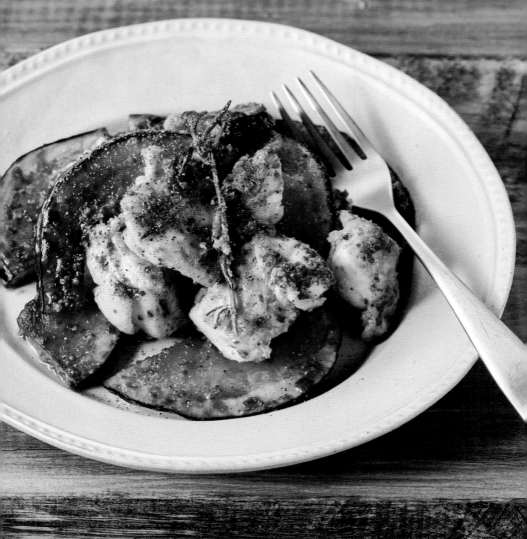

料理
memo
材料Bにワインビネガーなどの酢を少量
加えると、さっぱり味のソースに。夏の
暑い日などにおすすめの味になります。

主役のおかず

ステーキと焼き野菜のバルサミコ風味

【材料】（2人分）

牛もも肉（ステーキ用）……… 1枚（約200g）
にんにく……………………… 1片
塩…………………………… 小さじ1/4
こしょう…………………… 少々
オリーブオイル ……………… 適量
パルメザンチーズ…………… 適宜

A
かぼちゃ …………………60g
長いも ……………………5cm
ズッキーニ ………………1/4本
さやいんげん ……………6本

B
バルサミコ酢…………… 大さじ3
はちみつ……………… 小さじ2
塩………………………… 少々
粗挽き黒こしょう……… 少々

【作り方】

❶牛肉を冷蔵庫から出し、30分ほどおいて常温に戻す。焼く直前、全体に塩、こしょうをふってすりこむ。Aの野菜は食べやすいサイズに、にんにくは薄切りにする。

❷フライパンにオリーブオイルとにんにくを入れて中火にかけ、にんにくがカリッとしたら取り出す。次に牛肉を焼いて取り出し、Bを入れて煮詰め、ソースを作る。

❸フライパンにオリーブオイルをひいて中火にかけ、野菜を焼く。

❹牛肉をそぎ切りにし、③と合わせて器に盛り、ソースをかけてにんにくを散らす。お好みでパルメザンチーズを散らす。

体
memo

牛肉の赤身には、たんぱく質のほか亜鉛や鉄分など免疫細胞を活性化させる成分が多く含まれています。ビタミンA・C・Eを含む緑黄色野菜と一緒にとることで効果はさらにアップ！　鉄分やクエン酸を含むバルサミコ酢のソースで元気が出る一皿に仕立てました。

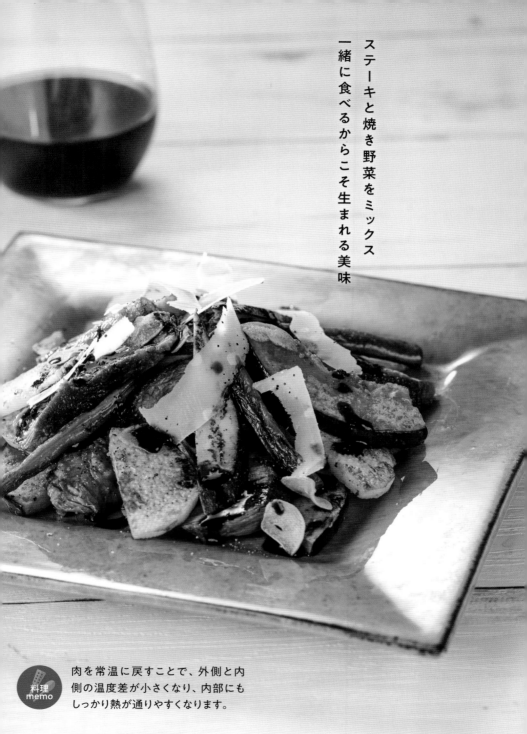

ステーキと焼き野菜をミックス
一緒に食べるからこそ生まれる美味

料理
memo

肉を常温に戻すことで、外側と内
側の温度差が小さくなり、内部にも
しっかり熱が通りやすくなります。

なすと豚バラのみそしぎ 大葉風味

【材料】（2人分）

豚バラ肉（薄切り）	200g
なす	3本（200g）
大葉	10枚
赤唐辛子	1本
ごま油	大さじ2
白いりごま	適量

A
- 酒 ……………………… 大さじ1
- みりん ………………… 大さじ1
- みそ …………………… 大さじ1
- しょうゆ ……………… 大さじ1/2

【作り方】

❶豚肉は食べやすい大きさに切る。なすは乱切りに、大葉は千切りにする。

❷フライパンにごま油と半分に割った赤唐辛子、なすを入れ、中火にかけてふたをする。時々、上下を返しながら5分ほど蒸し焼きにする。

❸なすに火が通ったら豚肉を加え、色が変わったところで、合わせたAを回し入れる。具材に照りが出てきたら火を止め、大葉の半量を加えてサッと混ぜ合わせる。

❹器に盛り、白いりごまをふって、残りの大葉を飾る。

なすはビタミンの含有量は多くないものの、食物繊維が豊富なうえ、皮に含まれる色素成分、ナスニンには活性酸素の害から体を守る抗酸化作用があります。同じく大葉も抗酸化作用のある食材。これらと豚肉をみそだれで炒めた栄養豊富なレシピ。たっぷり食べてください。

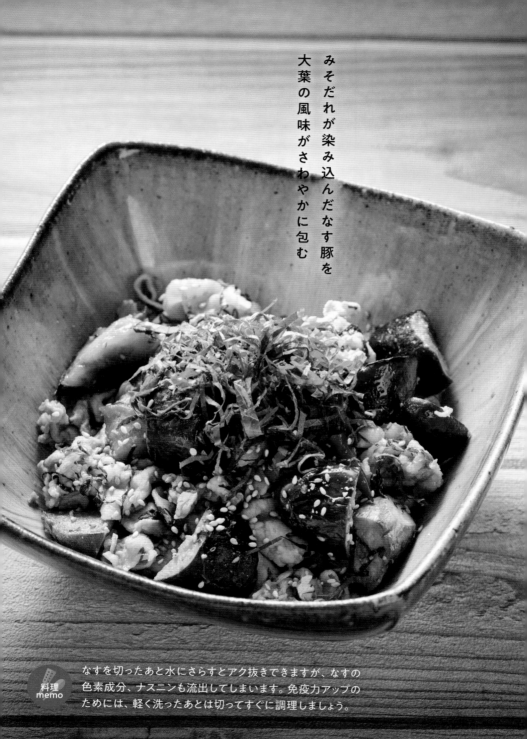

みそだれが染み込んだなす豚を
大葉の風味がさわやかに包む

なすを切ったあと水にさらすとアク抜きできますが、なすの
色素成分、ナスニンも流出してしまいます。免疫力アップの
ためには、軽く洗ったあとは切ってすぐに調理しましょう。

アジのさんがバーグ

【材料】（2人分）

アジ（三枚おろし）…………… 250〜300g
※刺身用でもOK

長ねぎ……………………… 1/4本
大葉…………………………… 8枚
みょうが…………………… 1個
しょうが…………………… 1片
ごま油……………………… 適量

┌ みそ …………………… 大さじ1
A 酒…………………………… 小さじ2
└ しょうゆ ………………… 少々

【作り方】

❶ アジは粗みじん切りに、長ねぎとしょうがはみじん切りにする。大葉2枚とみょうがの1/3は飾り用に千切りにし、残りはみじん切りにする。

❷ まな板に、アジ、みじん切りの長ねぎとしょうが、大葉とみょうが、Aをのせ、包丁でたたいては混ぜ、味をなじませる。粘りが出たら、2つの小判形にまとめる。

❸ フライパンにごま油をひいて中火にかけ、両面をこんがりと焼く。器に盛り、飾り用の大葉とみょうがを添える。

体
memo

「さんが」とは魚にしょうがやねぎ、みそなどを加えてたたいた千葉県の漁師町に伝わる料理。このレシピはアジさんがをハンバーグのように焼きあげました。アジは必須アミノ酸*のほか、EPAやDHAなどのオメガ3系（n-3系）脂肪酸を含む、積極的に食べたい食材です。

*たんぱく質を生成するために必要なアミノ酸の中で、体内でつくることのできないアミノ酸

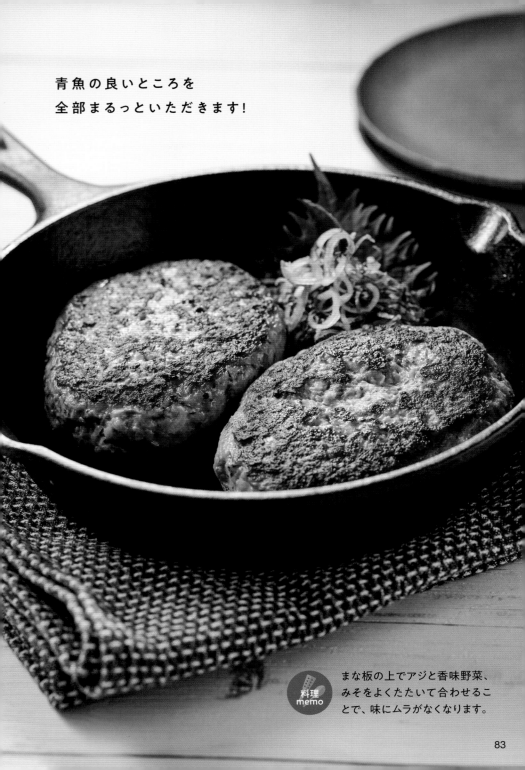

青魚の良いところを
全部まるっといただきます！

料理
memo

まな板の上でアジと香味野菜、
みそをよくたたいて合わせるこ
とで、味にムラがなくなります。

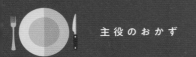

長いもと牡蠣のみそグラタン

【材料】（2人分）

牡蠣（大粒）………………………… 8個
長いも ………………………………… 130g
長ねぎ………………………………… 1本
ベーコン（薄切り）………… 1～2枚
ピザ用チーズ………………… 100g
酒……………………………… 大さじ1
しょうゆ…………………… 大さじ1
こしょう………………………… 少々
オリーブオイル……………… 適量

```
    ┌ 長いも（すりおろし）………130g
    │ 無調整豆乳 ………………100cc
A   │ 溶き卵 ……………………1個分
    └ みそ ……………………小さじ1
```

【作り方】

❶牡蠣は酒としょうゆをふりかけ、10分ほどおく。※漬け汁は捨てない

❷長ねぎは千切り、ベーコンは短冊切りにする。長いもは皮をむいて5mm幅の輪切りにする。

❸フライパンにオリーブオイルを入れて中火にかけ、②を炒める。長ねぎがしんなりしてきたら、牡蠣の漬け汁を加えて水分が飛ぶまで炒め、こしょうをふる。

❹グラタン皿に③を入れ、その上に牡蠣を並べて混ぜ合わせたAをかける。チーズをのせて220℃に予熱したオーブンで20分焼く。

体memo

整腸作用のある長いもをソースに使った、おなかにやさしいグラタンです。具材に使った牡蠣には、たんぱく質の合成に欠かせない亜鉛や、血圧の正常化をはかるタウリンが含まれており、粘膜強化に大きく貢献する食材。ゴロンと入っているので食べ応えもあります。

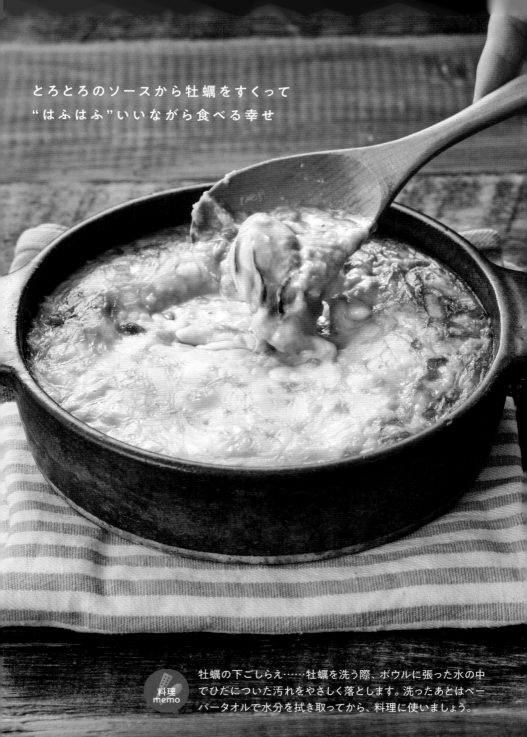

とろとろのソースから牡蠣をすくって
"はふはふ"いいながら食べる幸せ

料理
memo

牡蠣の下ごしらえ……牡蠣を洗う際、ボウルに張った水の中でひだについた汚れをやさしく落とします。洗ったあとはペーパータオルで水分を拭き取ってから、料理に使いましょう。

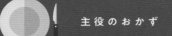

サバのタンドリー焼き

【材料】（2人分）

サバ（切り身） …………………… 200g
塩………………………………… 小さじ1/4
レモン …………………………… 適宜
付け合せの野菜………… 適宜

```
┌ ヨーグルト（無糖） ……大さじ3
│ カレー粉 ………………大さじ1
│ にんにく（すりおろし） ……小さじ1
A しょうが（すりおろし） ……小さじ1
│ はちみつ ………………小さじ1
│ しょうゆ ………………小さじ1
└ 粗挽き黒こしょう …………少々
```

【作り方】

❶サバに塩をふり、5分ほどおいてペーパータオルで水分を拭き取る。

❷ポリ袋に混ぜ合わせたAとサバを入れ、15分ほど冷蔵庫で寝かせる。

❸魚焼きグリルに②を皮目を上にして並べ、焼き色がつくまで焼く。
※片面グリルの場合は途中で裏返す

❹器に盛り、お好みでレモンを絞り、付け合せの野菜を飾る。

サバには脳神経機能を活性化させるDHAや、血液サラサラ効果が期待できるEPA、粘膜細胞の促進やカルシウムの吸収を助けるビタミンDなど、体にいい成分がたくさん含まれています。そのサバをタンドリーチキン風に焼きあげたレシピ。漬けだれを使った腸内環境を整える調味料にも注目です！

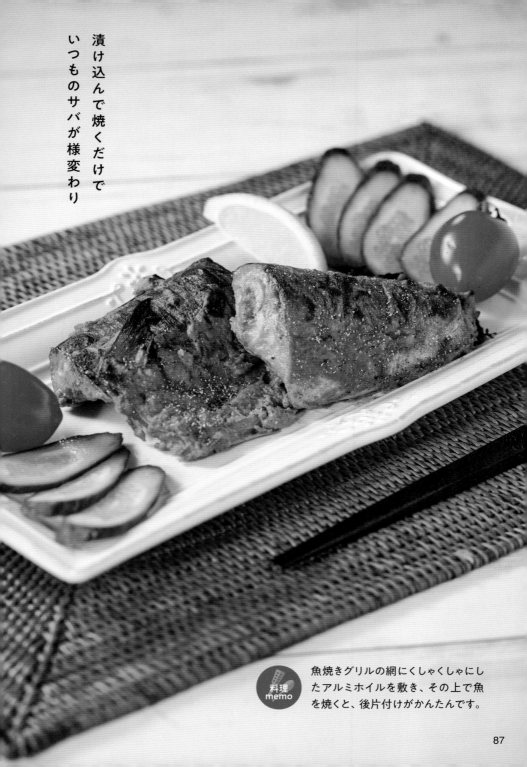

漬け込んで焼くだけで
いつものサバが様変わり

料理
memo

魚焼きグリルの網にくしゃくしゃにし
たアルミホイルを敷き、その上で魚
を焼くと、後片付けがかんたんです。

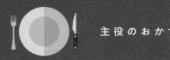

小松菜とエビの中華風旨煮

【材料】（2人分）

小松菜	2株
むきエビ	100g
絹ごし豆腐	200g
きくらげ	4〜5枚
サラダ油	小さじ2
ごま油	小さじ1
水溶き片栗粉	大さじ1

A
オイスターソース	大さじ1
鶏がらスープの素（顆粒）	小さじ1/2
しょうが（すりおろし）	小さじ2
酒	大さじ1
てんさい糖	小さじ1
水	1カップ

【作り方】

❶小松菜は4cmの長さに、きくらげは湯で戻して一口大に切る。

❷フライパンにサラダ油をひいて中火にかけ、むきエビをサッと炒める。半透明になったら取り出す。

❸同じフライパンに①を入れて炒める。混ぜ合わせたAを加え、沸騰したら絹ごし豆腐をスプーンですくい入れ、3分ほど煮る。

❹②をフライパンに戻し、水溶き片栗粉を回し入れてとろみをつける。仕上げにごま油を回しかけて火を止める。

体
memo

「天然のサプリ」といわれるほど栄養豊富な小松菜と、高たんぱく質・低カロリーのエビ、ビタミンDが豊富なきくらげを旨煮に仕立てました。ビタミンDはカルシウムの吸収効果で知られていますが、免疫細胞の防御力を高める働きもあるので、このレシピではたっぷり使っています。

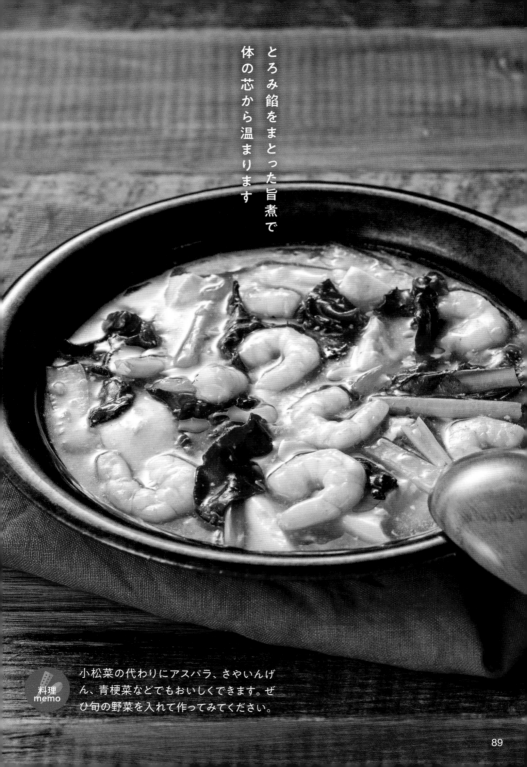

とろみ餡をまとった旨煮で
体の芯から温まります

料理
memo 小松菜の代わりにアスパラ、さやいんげん、青梗菜などでもおいしくできます。ぜひ旬の野菜を入れて作ってみてください。

ブリ大根カレー風味

【材料】（2人分）

ブリ（切り身）……………… 2切れ（200g）
大根…………………………… 12cm
しょうが（薄切り）………… 2枚
かいわれ大根………………… 適量
小麦粉………………………… 適量
サラダ油 …………………… 大さじ1/2

A
カレー粉 ………………… 小さじ1/2~1
酒………………………… 大さじ2
みりん …………………… 大さじ2
てんさい糖 ……………… 大さじ1
しょうゆ ………………… 大さじ2

【作り方】

❶ブリは一口大に切り、小麦粉をまぶす。しょうがは千切り、かいわれ大根は食べやすい長さに切る。

❷大根は厚さ3cmの輪切りにし、厚めに皮をむいて、片面に格子状の切り込みを入れる。

❸大根にラップをかけ、電子レンジで5分ほど加熱する。ペーパータオルで水気を拭き取り、小麦粉をまぶす。

❹フライパンにサラダ油をひいて中火にかけ、ブリと③を入れて両面を焼く。Aを加えて、途中で裏返しながら煮からめる。照りが出てきたら器に盛り、しょうがとかいわれ大根をのせる。

体
memo

糖質の代謝を助けるビタミンB₁、脂質の代謝を助けるビタミンB₂、免疫力強化に欠かせないビタミンD、抗酸化作用のあるビタミンE、肝機能を高めるタウリン、EPAやDHAなど……ブリにはこんなにたくさんの栄養効果が期待できます。消化酵素を含む大根と一緒に食べてください。

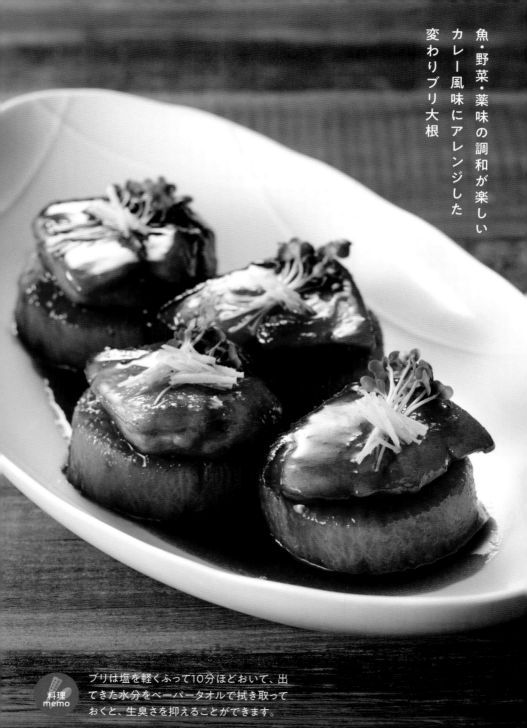

魚・野菜・薬味の調和が楽しい
カレー風味にアレンジした
変わりブリ大根

ブリは塩を軽くふって10分ほどおいて、出
てきた水分をペーパータオルで拭き取って
おくと、生臭さを抑えることができます。

アーモンドとじゃこの焼きおにぎり

【材料】（2人分）

アーモンド ………………… 30粒（35g）
ちりめんじゃこ……………… 15g
ごはん ………………………… 400g

A
┌ みそ …………………………大さじ2
└ みりん …………………………大さじ1

【作り方】

❶アーモンドをざっくり刻む。

❷フライパンを中火にかけて①とちりめんじゃこを入れ、カリッとするまで3分ほど乾いりする。

❸ボウルに②とごはんを入れて混ぜる。4等分にし、塩（分量外）を軽くふって三角に握る。

❹オーブンシートを敷いたフライパンを中火にかけて③をのせる。両面に軽く焦げ目がついたら混ぜ合わせたAを塗って、サッと焼く。

体memo

ちりめんじゃこはカルシウムが牛乳の約5倍! さらに粘膜ひだの強化に役立つビタミンDも含まれています。アーモンドは食物繊維が豊富で腸内環境を整える食材。抗酸化力も高く、免疫力アップに加え、老化防止にも役立ちます。これらをごはんと合わせて、発酵食品であるみそで味付けした、最強のおにぎりです。

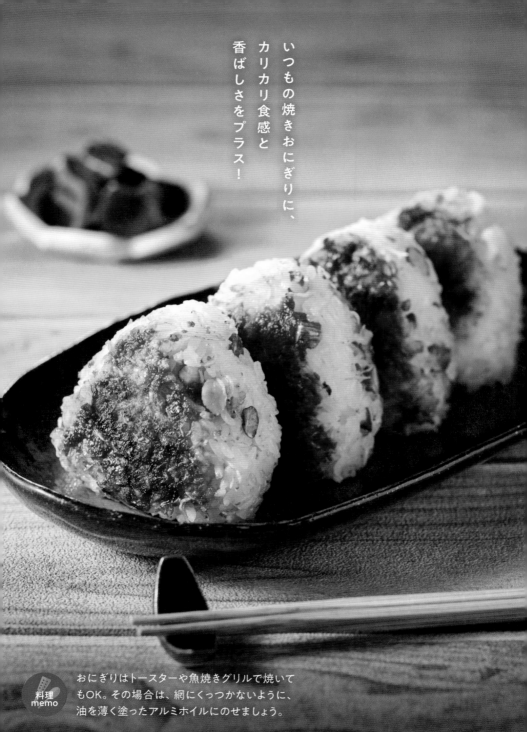

いつもの焼きおにぎりに、カリカリ食感と香ばしさをプラス！

おにぎりはトースターや魚焼きグリルで焼いてもOK。その場合は、網にくっつかないように、油を薄く塗ったアルミホイルにのせましょう。

サンマの土鍋ごはん たっぷりねぎのせ

【材料】（3〜4人分）

米	2合
サンマ	2尾
小ねぎ	5本
しょうが	1片
塩	適量
白いりごま	適量
すだち	適宜

A
- 昆布だし …… 1½カップ
  ※水と昆布5cmほどでもOK
  ※炊飯器を使う場合は、調味料と合わせて
  目盛り2合分になるよう調整
- 酒 …… 大さじ1
- みりん …… 大さじ1
- 薄口しょうゆ …… 大さじ1

【作り方】

❶サンマは半分に切ってわたを洗い流し、水気を拭き取る。全体に塩をふって魚焼きグリルに入れ、強火で両面をこんがりと焼く。小ねぎは小口切りにする。

❷土鍋に浸水させておいた米とAを入れ、しょうがと焼いたサンマをのせる。ふたをして強火にかけ、沸騰したら弱火にして10〜15分炊く。水分がなくなったら火を止め、10分ほどそのまま蒸らす。

❸サンマの頭と骨を取り除いて身をほぐし、ごはんと混ぜ合わせる。小ねぎと白いりごまを散らす。器に盛り、お好みですだちを絞る。

体 memo

サンマはDHAやEPA、たんぱく質、カルシウム、鉄分、ミネラルを含む秋の味覚。このレシピは栄養豊富なサンマの塩焼きをごはんと一緒に炊き込みました。薬味に使った小ねぎは緑黄色野菜に分類され、β-カロテンやビタミンCを多く含みます。たっぷりのせていただきましょう。

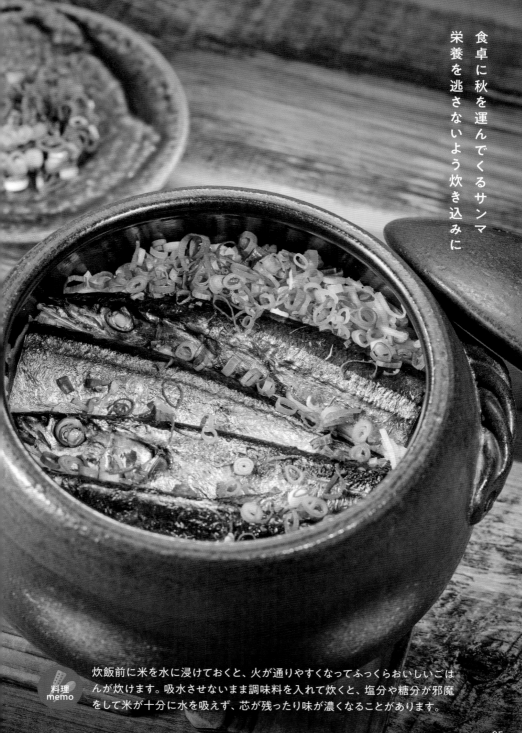

食卓に秋を運んでくるサンマ
栄養を逃さないよう炊き込みに

炊飯前に米を水に浸けておくと、火が通りやすくなってふっくらおいしいごはんが炊けます。吸水させないまま調味料を入れて炊くと、塩分や糖分が邪魔をして米が十分に水を吸えず、芯が残ったり味が濃くなることがあります。

アジのたたき丼 ごまだれ仕立て

【材料】（2人分）

アジ（刺身用）⋯⋯⋯⋯⋯⋯⋯	160g
大葉⋯⋯⋯⋯⋯⋯⋯⋯⋯⋯⋯	4枚
みょうが⋯⋯⋯⋯⋯⋯⋯⋯⋯	2個
しょうが⋯⋯⋯⋯⋯⋯⋯⋯⋯	1片
小ねぎ⋯⋯⋯⋯⋯⋯⋯⋯⋯⋯	5本
ごはん ⋯⋯⋯⋯⋯⋯⋯⋯⋯	適量
白いりごま⋯⋯⋯⋯⋯⋯⋯⋯	適宜
刻み海苔⋯⋯⋯⋯⋯⋯⋯⋯⋯	適宜
わさび ⋯⋯⋯⋯⋯⋯⋯⋯⋯	適宜

A
- みりん ⋯⋯⋯⋯⋯⋯⋯大さじ1
- 酢⋯⋯⋯⋯⋯⋯⋯⋯⋯小さじ1
- しょうゆ ⋯⋯⋯⋯⋯⋯大さじ1
- 白すりごま ⋯⋯⋯⋯⋯大さじ1

【作り方】

❶アジは1cm幅の細切り、大葉、しょうがは千切り、みょうが、小ねぎは小口切りにする。

❷Aを混ぜ合わせ、アジと和える。

❸器にごはんを盛り、②をのせる。大葉、みょうが、しょうが、小ねぎを混ぜて上にのせ、お好みで刻み海苔や白いりごまをふり、わさびを添える。

アジはたんぱく質、カルシウム、オメガ3系脂肪酸のDHAとEPA、カリウムなど、体に貢献する優良成分がたっぷり含まれています。このレシピの薬味に使ったしょうがは新陳代謝の促進やむくみ解消、殺菌効果があり、みょうがも高血圧予防が期待できるといわれています。

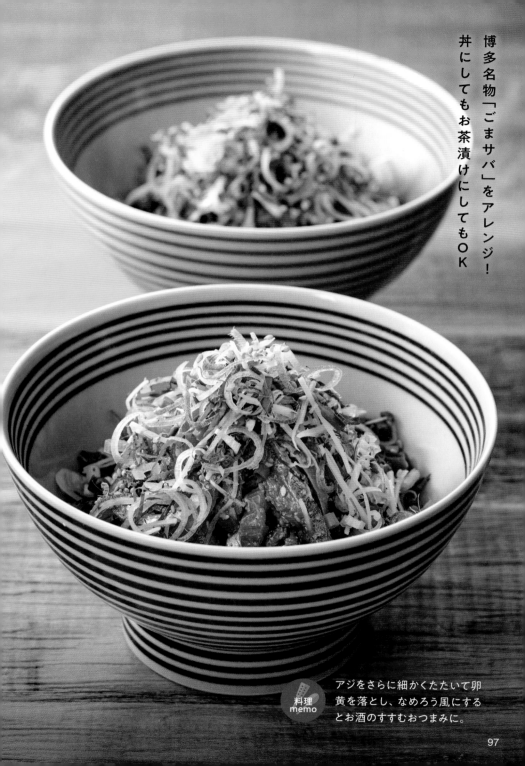

博多名物「ごまサバ」をアレンジ！
丼にしてもお茶漬けにしてもOK

料理
memo

アジをさらに細かくたたいて卵黄を落とし、なめろう風にするとお酒のすすむおつまみに。

ビタミン豊富なクッパ

【材料】（2人分）

ごはん ……………………………… 200g
豚肉（こま切れ）…………………… 80g
大根 ………………………………… 60g
にんじん …………………………… 30g
長ねぎ ……………………………… 1/2本
にら ………………………………… 3本
しいたけ …………………………… 1個
カットわかめ（乾燥）……………… 3g
溶き卵 ……………………………… 2個分
ごま油 ……………………………… 小さじ2
水 …………………………………… 3カップ
白いりごま ………………………… 適量
ラー油 ……………………………… 適宜

A ┌ 中華スープの素（ペースト）… 小さじ2
　└ にんにく（すりおろし）…… 小さじ1/3

【作り方】

❶豚肉は細切り、しいたけは薄切り、長ねぎは斜め薄切りにする。大根とにんじんは短冊切り、にらは4cmの長さに切る。

❷鍋にごま油をひいて中火で豚肉を炒め、にら以外の野菜とカットわかめ、水を加えてふたをして煮る。

❸野菜がやわらかくなったらAを加え、味がなじんだら溶き卵を回し入れ、にらを加えて火を消す。

❹器にごはんを盛って③をかけ、白いりごまをふる。お好みでラー油をたらしてもおいしい。

体memo

クッパはパパッと作れる手軽さが魅力です。具だくさんにすることで、栄養バランスのいい一品になります。家にある食材を使ってOKですが、このレシピではビタミンB群が豊富な豚肉、ビタミンAを含むにんじん、ビタミンCを含む大根やにら、長ねぎなどを使いました。

具材の旨味たっぷりのスープを
ごはんにかけていただきます！

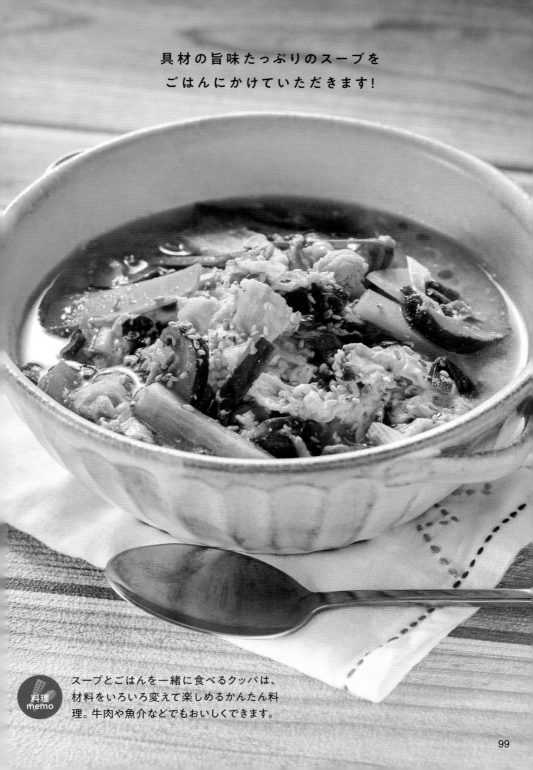

料理
memo

スープとごはんを一緒に食べるクッパは、
材料をいろいろ変えて楽しめるかんたん料
理。牛肉や魚介などでもおいしくできます。

台湾まぜそば

【材料】（2人分）

豚挽き肉	200g
中華麺	2袋
にんにく	3片
豆板醤	小さじ1
ごま油	大さじ2

A
オイスターソース	大さじ1
※鶏がらスープの素でもOK	
みりん	大さじ2
しょうゆ	大さじ1

B
卵黄	2個分
にら（5mm幅）	1/2束
小ねぎ（小口切り）	4～6本分
粉かつお	10g
※かつお節を袋の上からもんで細かくしてもOK	
刻み海苔	適量

【作り方】

❶にんにくはみじん切りにする。

❷フライパンにごま油と①を弱火にかけ、香りが立ったら豆板醤と豚肉を入れる。色が変わったら混ぜ合わせたAを入れ、5分ほど炒めて火を止める。

❸鍋に湯を沸かし、中華麺を袋の表示通りにゆで、ザルにあげて水気をきる。

❹中華麺を器に盛り、②とBをのせる。全体をよく混ぜながらいただく。

体memo

糖質が気になる人は敬遠してしまう麺ものですが、このレシピでは豚肉、卵、にら、かつお節など栄養のある具材も麺と一緒にたくさんいただきます。特に豚肉はビタミンB群が豊富で、糖質を体内でエネルギーへと変える働きがあるので、麺が食べたくなったときはおすすめです。

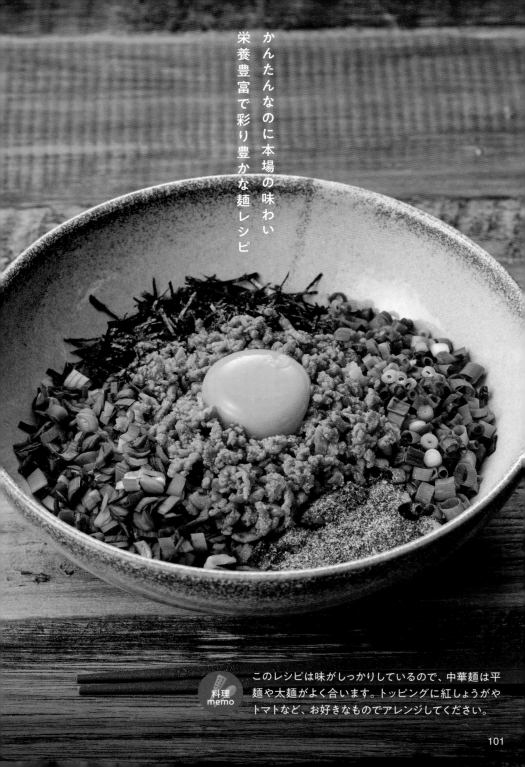

かんたんなのに本場の味わい
栄養豊富で彩り豊かな麺レシピ

料理memo　このレシピは味がしっかりしているので、中華麺は平麺や太麺がよく合います。トッピングに紅しょうがやトマトなど、お好きなものでアレンジしてください。

梅しょうがごはん

【材料】（2人分）

米……………………………… 1合
もち麦 …… 50g（米カップ約1/3）
しょうが……………………… 25g
梅干し……………………… 1個

A
かつおと昆布の合わせだし…約280㎖
酒…………………………大さじ1
みりん …………………………大さじ1
薄口しょうゆ …………………大さじ1/2

【作り方】

❶しょうがは長さ4〜5㎝の極細の千切りにする。梅干しは種を取り、細かくちぎる。

❷炊飯器の内釜に、洗った米ともち麦、Aを入れて、全体を混ぜ合わせる。

❸しょうがと梅干しを②に加えて具材を平らにならし、通常モードで炊く。

料理
memo

工程③では、米と上にのせた具材を混ぜないよう注意! 混ぜるとかたいムラのあるごはんになります。

体
memo

もち麦はβ-グルカンを豊富に含み、食べたあとの血糖値の上昇を抑える働きがあります。免疫力向上にもおすすめの穀物です。

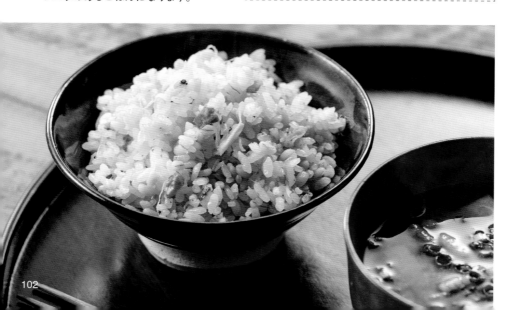

Soup & Arrange recipes

免疫力を底あげする
野菜スープ＆
アレンジレシピ

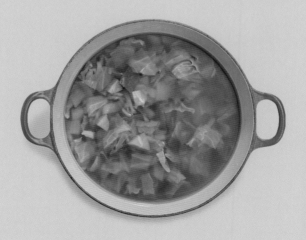

体をサビさせない
ファイトケミカルの力

　野菜や果物は健康維持に欠かせない食べもの。それぞれが持つ栄養成分はもちろん、さらに植物特有の色素、香り、渋味・苦味、アクなどの機能性成分「ファイトケミカル」が含まれているからです。

　この本の中で「抗酸化作用」という言葉が度々出てきますが、そこに大きく貢献するのがファイトケミカルの働きです。

　たとえば、りんごを切ってそのままにしておくと、空気に触れた部分は茶色く変色しますよね。それが酸化現象で、体も酸化するとサビついて老化が進んだり、生活習慣病やがんのきっかけをつくったりします。ファイトケミカルには、そうした体の酸化を食い止める力があるのです。

　ではなぜ体がサビつくのか。その原因をつくるのは、体内の「活性酸素」です。私たちは呼吸でとり入れた酸素を利用して命を維持しており、その一部は活性酸素となってウイルスや細菌などから体を守っています。しかし、偏った食事や不規則・不健康な生活習慣、ストレス、化学物質などによって活性酸素が過剰につくられてしまうと、健康な細胞や遺伝子まで傷つけてしまいます。

　ファイトケミカルはそのような過剰な活性酸素を無害化し、体のサビつきをなくすとともに、免疫力の向上、がんなどの生活習慣病や肥満予防、アンチエイジングなどに役立ちます。

　現代において、活性酸素を過剰に発生させない暮らしはあまり望めません。だからこそ野菜や果物をたっぷり食べて、ファイトケミカルをとり込むことをおすすめしたいのです。

免疫力を底あげする 野菜スープ

　ファイトケミカルの種類は多く、現在わかっているだけで1万種を超えるといわれています。それぞれ化学構造の違いによって働きも変わるため、単体でとるよりも複数種を組み合わせてとるほうが、体への貢献度が高まります。

　そこでおすすめしたいのが、複数の野菜を煮込んだスープです。「野菜はサラダで食べるから大丈夫」という人も多いと思いますが、ほとんどのファイトケミカルは野菜の細胞壁の中にあるため、生のまま食べても少ししか吸収できません。けれども、野菜を加熱するとファイトケミカルがスープに溶け出し、吸収しやすくなります。

野菜スープを作る際のPOINT!

●野菜は「基本の野菜＋旬野菜」で5種類以上使う。
基本の野菜として、にんじん、キャベツ、かぼちゃ、玉ねぎがおすすめ。それらをベースにすると栄養バランスがよく、味もおいしく仕上がります。

●野菜は皮や茎、芯、ヘタも使う。
野菜の有用成分は皮や茎など普段捨てるところに多く含まれています。なるべく低農薬の野菜を選ぶ、よく洗うなどして、丸ごと使いましょう。

●野菜を煮るときは必ずふたをする。
スープの香りや湯気の中にファイトケミカルが含まれているので、それを逃さないように鍋にふたをして煮ましょう。

基本の
野菜スープ

【材料】（3〜4人分）

基本の野菜5〜6種類 …… 合わせて400g
※玉ねぎ、にんじん、キャベツ、かぼちゃ（各80g程度）をベースに、旬野菜をプラス

水………………………… 5カップ
お好みのだし…………… 適宜

【作り方】

❶野菜はすべて一口大に切る。にんじんのヘタ、かぼちゃの種とわた、玉ねぎの外皮など食べにくい部分は、だし袋や水きりネットに入れる。

❷鍋にかぼちゃ以外の野菜と野菜くずを入れただし袋、水を入れて強火にかけ、ふたをする。※だしを足したい人は加える

❸煮立ってきたらかぼちゃを加えて弱火にし、さらに20分ほど煮る。

料理
memo

野菜スープは冷蔵で2〜3日、冷凍で2〜3週間保存できるので、大きい鍋にたくさん作っておくと時短できます。野菜からだしが出るので、基本的に味つけはしません。物足りない人は工程③でだしを加えたり、最後に塩、こしょうなどで調味してもOKです。

体
memo

このスープに含まれる代表的なファイトケミカル
にんじん、かぼちゃ……β-カロテン（皮膚や粘膜の強化、動脈硬化予防、抗がん作用 など）
玉ねぎ……ケルセチン（血流促進、動脈硬化予防、抗がん作用 など）
キャベツ……イソチオシアナート（血液サラサラ、発がん物質の無毒化 など）

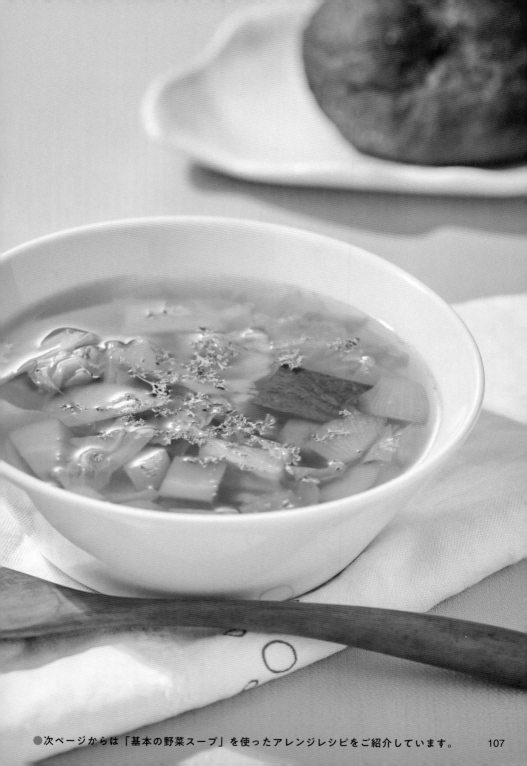

●次ページからは「基本の野菜スープ」を使ったアレンジレシピをご紹介しています。　107

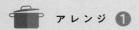

さつまいもの
ポタージュ

【材料】（2人分）

基本の野菜スープ（P106）……2カップ

さつまいも ………………… 100g

無調整豆乳………………1/2カップ
※牛乳でもOK

コンソメスープの素（固形）…1個

塩…………………………… 適量

こしょう…………………… 適量

EVオリーブオイル………… 適宜

乾燥パセリ ………………… 適宜

【作り方】

❶さつまいもは一口大に切ってラップを
かけ、電子レンジで3分ほど加熱する。

❷基本の野菜スープと①を合わせて、ブ
レンダーやハンドミキサーなどでなめら
かになるまで撹拌（かくはん）する。

❸②と豆乳（または牛乳）を鍋に入れ
て中火にかけ、コンソメを加える。煮
立ったら塩とこしょう（分量外）で味を
調える。お好みでEVオリーブオイルを少
量たらし、パセリを散らす。

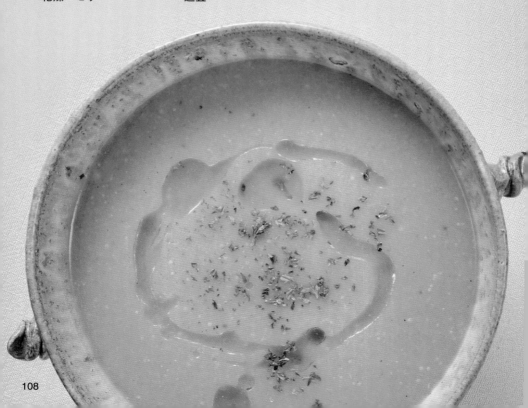

ブレンダーやハンドミキサー、
電子レンジを使わない場合
は、さつまいもをゆでてつぶ
し、他の材料と合わせてコトコ
ト煮ましょう。

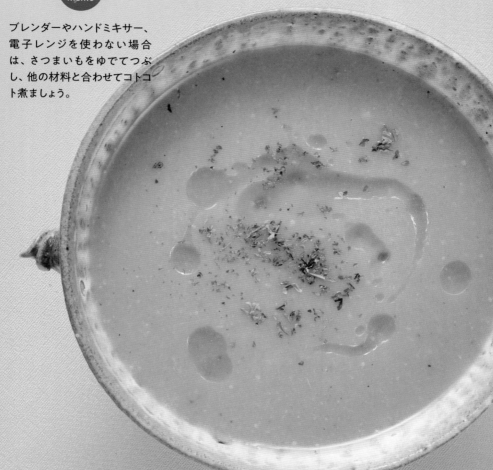

このレシピでは、基本の野菜スープにさつまいもと豆乳を加えて、野菜の甘味
を引き出したなめらかポタージュに仕立てました。さつまいもには β-カロテ
ンのほか、ビタミンCや食物繊維も豊富に含まれており、粘膜強化や整腸に役
立つ食材です。

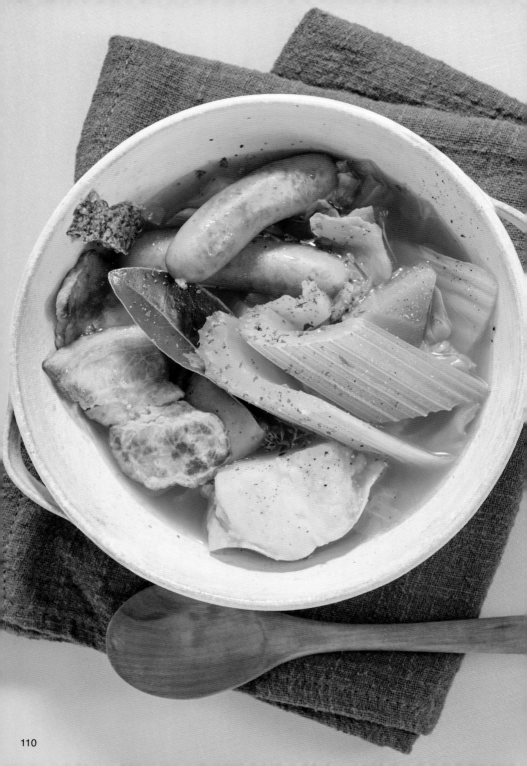

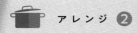アレンジ ②

具だくさん
ポトフ

【材料】（2人分）

基本の野菜スープ（P106）……… 4カップ
セロリ…………………………… 1本
じゃがいも（大）………………… 1個
ソーセージ ……………………… 4本
ベーコン（薄切り）…………… 2枚
オリーブオイル ………………… 大さじ1
ローリエ………………………… 1枚
塩………………………………… 小さじ1/3
こしょう………………………… 適量
※味が足りない場合はコンソメ（固形）1/2個
乾燥パセリ ……………………… 適宜
粒マスタード…………………… 適宜

【作り方】

❶セロリは4cmの長さに、ベーコンは食べやすい大きさに切る。じゃがいもは一口大に切ってラップをかけ、電子レンジで3分ほど加熱する。

❷鍋にオリーブオイルを入れて中火にかけ、ソーセージとベーコンをこんがり炒める。

❸②にじゃがいも、セロリ、ローリエ、基本の野菜スープの汁のみを入れ、煮立ったら具も加え、ふたをして弱火で煮る。

❹セロリが煮えたら、塩、こしょうで味を調える。お好みで乾燥パセリを散らし、粒マスタードを添える。

料理memo

ベーコンやソーセージをこんがり焼くことで、味にアクセントがつきます。セロリやじゃがいものほかにも、ブロッコリーやかぶなどを加えてもおいしいです。

体memo

基本の野菜スープに加えたじゃがいもとセロリは、ビタミンCと食物繊維が豊富で抗酸化効果が期待できます。ソーセージ、ベーコンに含まれる塩分が気になるところですが、じゃがいもに含まれるカリウムが塩分排出を後押ししてくれます。

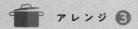

アレンジ ❸

鶏の
トマト煮込み

【材料】(2人分)

基本の野菜スープ(P106) ……2カップ

鶏もも肉……………………250～300g

トマト缶(ホール) …………2/3缶

玉ねぎ……………………1/2個

お好みのきのこ……………80g
※このレシピではしめじを使用

にんにく……………………1片

白ワイン ……………………大さじ3

コンソメスープの素(固形)…1個

塩………………………ひとつまみ

粗挽き黒こしょう……………適量

オリーブオイル ……………大さじ2

小麦粉………………………適量

ハーブ ………………………適宜
※オレガノ、ローズマリー、ローリエなどが
おすすめ

【作り方】

❶玉ねぎとにんにくは薄切り、きのこは石づきを取って小分けにする。鶏肉は食べやすい大きさに切って塩(分量外)でもみ、小麦粉をまぶす。

❷フライパンにオリーブオイルを入れて中火にかけ、鶏肉を皮目から入れる。両面に焼き目がついたら、にんにく、玉ねぎ、きのこの順に加え、塩をふって炒める。

❸玉ねぎが透き通ってきたら白ワイン、基本の野菜スープ、トマト缶(トマトを手でつぶしながら)、コンソメ、お好みでハーブを入れる。

❹煮立ったら弱火にし、とろみがつくまで20分ほど煮込む。器に盛り、粗挽き黒こしょうをふる。

体
memo

トマト缶には生のトマト同様、ビタミンA(β-カロテン)やビタミンC、カリウム、ファイトケミカルのリコピンなどが含まれています。これらの有用成分は、生のトマトよりトマト缶でいただくほうがより吸収しやすいので、買い置きしておくと便利です。

※鶏肉の栄養についてはP74参照

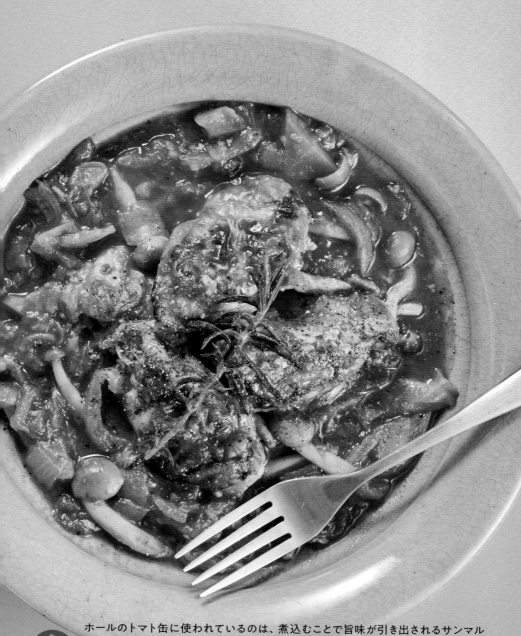

ホールのトマト缶に使われているのは、煮込むことで旨味が引き出されるサンマルツァーノ種などのトマトです。カット済みのトマト缶は種が取り除かれているので酸味が弱く、サッと温める程度の料理に合うのが特徴。このレシピにはなるべくホールのトマト缶を使いましょう。

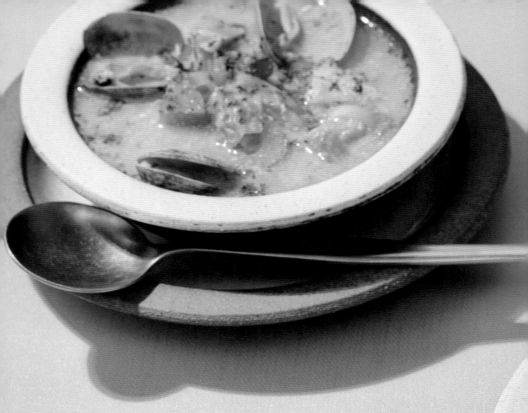

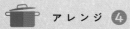 アレンジ ④

クラムチャウダー

【材料】（2人分）

基本の野菜スープ（P106）……3カップ

アサリ……………………………12個
※水煮缶でもOK

ベーコン（薄切り）…………1～2枚

セロリ…………………………1/2本

にんにく………………………1/2片

無調整豆乳…………………1カップ
※牛乳でもOK

白ワイン……………………大さじ2

コンソメスープの素（固形）……1個

粗挽き黒こしょう……………適量

オリーブオイル………………適量

ローリエ………………………適宜

乾燥パセリ……………………適宜

料理
memo

アサリの水煮缶を使う場合、汁にも有用
成分があるので、汁ごと入れましょう。

【作り方】

❶ベーコンは1cm幅、セロリは5mm幅に切る。にんにくはみじん切りにする。アサリは砂抜きする。※殻付きの場合

❷鍋にオリーブオイルとにんにくを入れて中火にかけ、香りが立ったらベーコン、セロリを入れて炒める。

❸基本の野菜スープとローリエを加え、煮立ったらアサリと白ワインを加える。

❹アサリの口が開いたら豆乳（または牛乳）を加え、温まったら器に盛って粗挽き黒こしょうをふる。お好みで乾燥パセリを散らす。

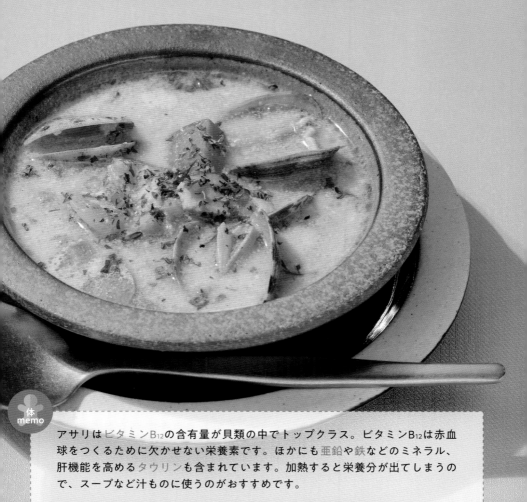

体memo

アサリはビタミンB₁₂の含有量が貝類の中でトップクラス。ビタミンB₁₂は赤血球をつくるために欠かせない栄養素です。ほかにも亜鉛や鉄などのミネラル、肝機能を高めるタウリンも含まれています。加熱すると栄養分が出てしまうので、スープなど汁ものに使うのがおすすめです。

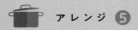 アレンジ ❺

好きな具材のせ
カレーライス

【材料】(2人分)

基本の野菜スープ(P106)……3カップ
お好みのシーフードや肉……120g
お好みの野菜 ………………適量
カレールー…………………2個
※パッケージの裏書きを参考に量を調整する
ごはん ……………………適量
にんにく(みじん切り)………適量
しょうが(千切り)…………適量
サラダ油 …………………適量

【作り方】

❶鍋に基本の野菜スープを入れて中火にかけ、カレールーを加える。

❷シーフード(または肉)、野菜などのトッピング具材を食べやすい大きさに切る。

❸フライパンにサラダ油を熱し、②の野菜を焼いて取り出す。

❹同じフライパンに、サラダ油とにんにく、しょうがを入れて中火にかけ、香りが立ったらシーフード(または肉)を加えて焼く。

❺器にごはんとともに①を盛り、シーフード(または肉)と焼き野菜をのせる。

 料理memo

ルーは基本の野菜スープをベースにしているので、すぐにできるのにじっくり煮込んだような味わいです。追加した具材は煮込まないので、カレー味に負けない、食材そのものの食感や風味を楽しめます。

 体memo

ご家族でそれぞれ別の具材にできるのがこのカレーのいいところ。疲れているときは、ビタミンB1を含む豚肉のソテーをのせると疲労回復の効果が期待できます。ビタミンB1は糖質をエネルギーに変える働きがあるので、ごはんを多く食べがちなカレーライスにはぴったりです。

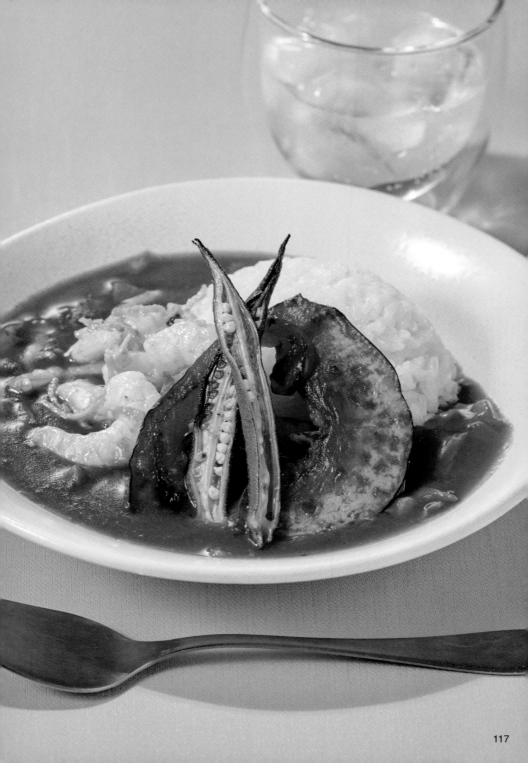

サラダや肉料理のソースに
にんじん
ドレッシング

【材料】

にんじん	…………………	60g
しょうが	…………………	30g
酢	…………………	大さじ2
しょうゆ	…………………	小さじ2
はちみつ	…………………	小さじ1/2
塩	…………………	少々
EVオリーブオイル	…………	50㎖

【作り方】

❶にんじん、しょうがは一口大に切る。
❷オリーブオイル以外の材料をミキサーにかける。なめらかになったらオリーブオイルを少しずつ加え、その都度ミキサーで撹拌する。

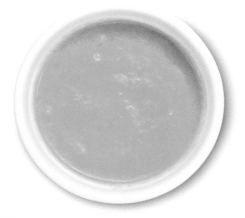

サラダや冷奴、刺身などに
海苔
ドレッシング

【材料】

海苔	…………………	全形1枚
水	…………………	大さじ3

	オリーブオイル	…………	大さじ2
A	てんさい糖	…………	ひとつまみ
	酢	…………………	大さじ1
	塩	…………………	小さじ1/3

【作り方】

❶海苔は細かくちぎり、小さい耐熱容器に水と一緒に入れて電子レンジで1分加熱する。
❷①の粗熱が取れたら、Aを加えてよく混ぜる。

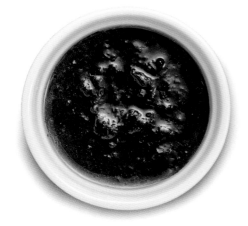

シング・たれ・ディップ

サラダや冷奴、チヂミにも
韓国風 ドレッシング

- -

【材料】

しょうゆ……………………大さじ1
酢…………………………大さじ1
てんさい糖………………小さじ1
ごま油 ……………………大さじ1
粉唐辛子…………………大さじ1/2〜1
※コチジャン小さじ1/2でもOK
にんにく(すりおろし)………小さじ1/3
白いりごま …………………適量

【作り方】

材料をすべてよく混ぜる。

オールマイティに使える
スタミナ 万能だれ

- -

【材料】

にら …………………………1/4束
にんにく(すりおろし)………大さじ1/2
しょうゆ……………………1/2カップ
てんさい糖………………小さじ1/2
一味唐辛子………………大さじ1/2
白いりごま …………………大さじ1

【作り方】

❶にらを細かく刻む。
❷保存用の容器に①と他の材料をすべて入れてよく混ぜ、冷蔵庫で寝かせる。
※すぐに食べることもできますが、時間をおくと味がなじんでよりおいしくなります。

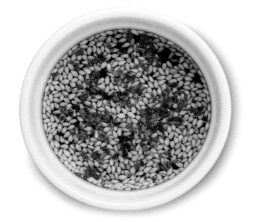
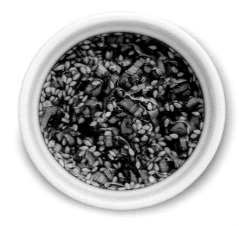

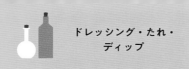

スティックサラダに。 白和えにしてもおいしい！

豆腐ディップ

【材料】

絹ごし豆腐 ………………… 1/2丁 (150g)
白ねりごま ………………… 大さじ1
白だし……………………… 小さじ2
梅酢……………………… 小さじ1
※梅干しをたたいてペーストにしてもOK
塩……………………… 適宜

【作り方】

❶豆腐をペーパータオルで包み、重石
をして30分ほど冷蔵庫において水き
りする。

❷残りの材料と一緒にミキサーにかけ
てよく混ぜる。

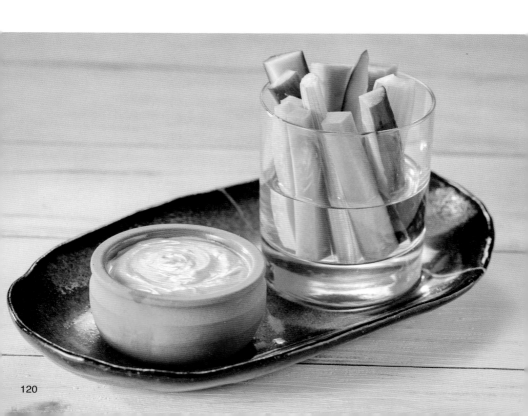

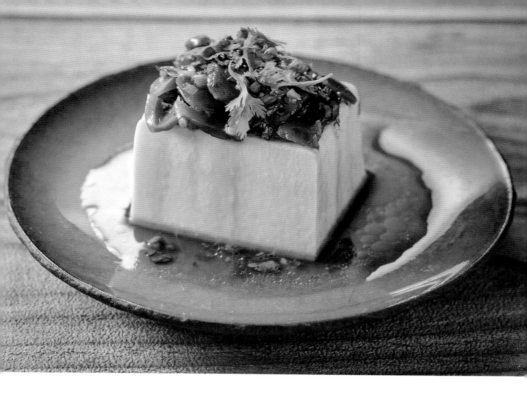

冷奴や冷しゃぶ、ごはんと炒めてチャーハンにも

パクチーとザーサイの
エスニックだれ

【材料】

パクチー	1株
ザーサイ	40g
にんにく	1片
ナンプラー	大さじ1
※しょうゆでもOK	
酢	小さじ2
てんさい糖	少々
ごま油	大さじ1
白いりごま	適量

【作り方】

❶パクチーの葉とザーサイは粗みじん切りに、パクチーの茎とにんにくはみじん切りにする。

❷ボウルに①と残りの材料をすべて入れてよく混ぜる。

おわりに

前書『免疫力をあげるレシピ』が書店に並んでから、約一年が経ちました。その間にも、コロナウイルスはデルタ株、ラムダ株など次々と変異し、その度に新たな問題が浮上しています。

たくさんの人がワクチンを接種されたと思いますが、収束したかと思うとまた次の波が来て、世の中全体が未だ不安を抱えています。

この先私たちはどのように暮らしていくべきか、はっきりしたことは何もわかりません。

でもだからこそ「日々の食事で自衛」することがとても大切です。そのことを再度呼びかけたいとの思いから、本書『免疫力をあげるレシピ2』の出版に至りました。

食べものの栄養を知ること、その栄養がどのように体に働きかけるのかをかんたんに理解することで、食べるものを選ぶ目が育ちます。体が必要とするものも感覚でわかるようになるでしょう。

難しいことまで知らなくても大丈夫です。3ヶ月間、本書のレシピを活用し、楽しく食べていれば、全身の細胞は若々しくパワフルになっているはずです。

2021年11月　大塚 亮

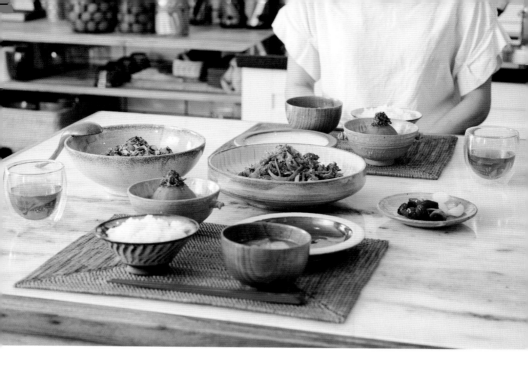

STAFF

レシピ・料理 ● 高嶋純子
料理協力 ● JJ Kitchen in Tokyo
撮影 ● 島根道昌
デザイン ● ギール・プロ
校正 ● 前田理子（みね工房）
編集 ● 中村美砂子（モック社）
編集協力 ● ナチュレライフ編集部

著者　大塚 亮

おおつか医院院長。医学博士。循環器専門医オーソモレキュラー・ニュートリションドクター（ODN）認定医。日本内科学会・日本循環器学会・日本抗加齢医学会に所属。主な著書に『一生健康サラダ』や『免疫力をあげるレシピ』（三空出版）がある。

料理　高嶋 純子

キッチンスタジオ「JJ Kitchen in Tokyo」を運営する傍ら、各メディアにてレシピ開発、連載企画のフードコーディネートなどに携わる。著書に『低糖質！食べても太らない即ウマレシピ 罪悪感なしのひとり鍋ごはん』（三空出版）がある。

ナチュレライフ
HEALTH & BEAUTY

ナチュレライフ　検索

協力　ナチュレライフ編集部

「自然の恵みで健康・キレイになる」をテーマに、食・コスメ・情報を提供するライフスタイルブランド。可能な限り添加物を使用しない健康食品や、医師や農業法人とのコラボレーションによる徹底したハイクオリティ商品やメディアを展開。

お医者さんが薦める
免疫力をあげるレシピ2

2021年11月30日初版発行
2022年1月14日第2刷発行

著者　　大塚 亮
発行者　川口秀樹
発行所　株式会社三空出版
　　　　〒102-0093
　　　　東京都千代田区平河町2-12-2-6F-B
　　　　TEL：03-5211-4466
　　　　FAX：03-5211-8483
　　　　WEB：https://mikupub.com

印刷・製本　日経印刷株式会社